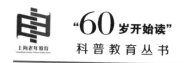

"**60**岁开始读"
科普教育丛书

U0270483

智慧医疗
将改变我们的生活

上海市学习型社会建设与终身教育促进委员会办公室 指导
上海科普教育促进中心 组编

主编　孙国贵　戈艳蕾

上海交通大学出版社
上海科学技术出版社
上海教育出版社

图书在版编目（CIP）数据

智慧医疗将改变我们的生活 / 孙国贵，戈艳蕾主编.
上海 ： 上海交通大学出版社，2024.9 -- ISBN 978-7-313-31502-1

Ⅰ．R197.1-39

中国国家版本馆CIP数据核字第2024GJ9041号

智慧医疗将改变我们的生活

（"60岁开始读"科普教育丛书）

主编　孙国贵　戈艳蕾

上海交通大学出版社　出版、发行

（上海市番禺路951号　邮政编码200030）

上海盛通时代印刷有限公司印刷

开本 889×1194　1/32　印张 4.875

字数 68 千字

2024 年 9 月第 1 版　2024 年 9 月第 1 次印刷

ISBN 978-7-313-31502-1

定价：20.00 元

本书如有缺页、错装或坏损等严重质量问题，
请向工厂联系调换：021-37910000

内容提要

　　本书以智能医疗器械为题材，分为七章，系统地介绍了各类智能医疗设备和技术，包括穿戴式健康监测设备、智能诊断系统等，生动阐述了智能医疗设备如何通过实时数据的收集与分析，帮助个人和医疗机构精准管理健康。采用医患对话、提出问题、带出结果、案例解析，使抽象的科学概念变得生动易懂，便于增强老年人的理解和记忆，为老年健康保驾护航。

　　希望本书能助力老年朋友正确选择、使用智能医疗器械，了解未来医学的发展趋势，提升生活质量。

丛书编委会

"60岁开始读"科普教育丛书

本书编委会

主　编

孙国贵（华北理工大学附属医院）

戈艳蕾（华北理工大学附属医院）

副主编

赵雅宁（华北理工大学）

赵亚婷（华北理工大学附属医院）

张卫红（华北理工大学附属医院）

编　者

（按姓氏拼音排列）

白　静（华北理工大学附属医院）

陈前程（华北理工大学附属医院）

陈伟彬（华北理工大学附属医院）

付爱双（华北理工大学附属医院）

甘俊清（华北理工大学附属医院）

高　鹏（华北理工大学附属医院）

郭爱静（华北理工大学附属医院）

霍永鑫（唐山市第二医院）

贾敬好（华北理工大学附属医院）

聂怀勇（华北理工大学）

总　序

　　党的二十届三中全会提出，要推进教育数字化，赋能学习型社会建设，加强终身教育保障。为进一步全面深化改革、在推进中国式现代化中充分发挥龙头带动和示范引领作用，近年来，上海市终身教育工作以习近平新时代中国特色社会主义思想为指导、以人民利益为中心、以"构建服务全民终身学习的教育体系"为发展纲要，稳步推进"五位一体"总体布局和"四个全面"战略布局。在具体实施过程中，坚持把科学普及放在与科技创新同等重要的位置，强化全社会科普责任，提升科普能力和全民科学素质，充分调动社会各类资源参与全民素质教育工作，为实现高水平科技自立自强、建设世界科技强国奠定坚实基础。

随着我国人口老龄化态势的加速，如何进一步提高中老年市民的科学文化素养，尤其是如何通过学习科普知识提升老年朋友的生活质量，把科普教育作为提高城市文明程度、促进人的终身发展的方式已成为广大老年教育工作者和科普教育工作者共同关注的课题。为此，上海市学习型社会建设与终身教育促进委员会办公室组织开展了中老年科普教育活动，并由此产生了上海科普教育促进中心组织编写的"60岁开始读"科普教育丛书。

"60岁开始读"科普教育丛书，是一套适宜普通市民，尤其是中老年朋友阅读的科普书籍，着眼于提高中老年朋友的科学素养与健康文明生活的意识和水平。本套丛书为第十一套，共5册，分别为《美丽上海建设，我能做什么》《睡不着，怎么办》《生存技巧知多少》《如何玩转小视频》《智慧医疗将改变我们的生活》，内容包括与中老年朋友日常生活息息相关的科学资讯、健康指导等。

这套丛书通俗易懂、操作性强，能够让广大中老年朋友在最短的时间掌握原理并付诸应用。我们期盼这套书不仅能够帮助广大读者朋友跟上时代步伐、了解科技生活，更自主、更独立地成为信息时代的"科技达人"，也能够帮助老年朋友树立终身学习观，通过学习拓展生命的广度、厚度与深度，为时代发展与社会进步，更为深入开展全民学习、终身学习，促进学习型社会建设贡献自己的一份力量。

前　言

　　《智慧医疗将改变我们的生活》是一本深入探讨智能医疗设备在现代生活与医院环境中应用的科普书籍。随着科技的迅猛发展，智慧医疗作为健康管理的重要组成部分，正在以一种前所未有的方式重塑我们对健康的理解与管理。纵观这本书，读者将了解到智能医疗技术不仅是一个概念，还是一个影响千家万户、促进医疗服务效率与质量的重要工具。

　　本书分为七章，系统地介绍了各类智能医疗设备和技术，包括穿戴式健康监测设备、智能诊断系统等，主要阐述这些设备如何通过实时数据的收集与分析，帮助个人和医疗机构精准管理健康。书中还配有丰富的案例分析，展示了真实用户与医护人员的成功经验，从而使读者能够更清晰地认识到智能医疗的实际应用及其带来的便利。智能医疗技术的应用为更多人提供了便利的健康服务，缩短了医患之间的距离。通过对智慧医疗的深入解读，读者将了解到未来医学的发展趋势，以及如何在日常生活中利用智能技术来提升生活质量。

在未来医学的蓝图中，我们每个人都将成为自己健康管理的中心。无论您是初涉医疗知识的普通读者，还是希望更新健康管理理念的银发族群，这本书都将为您提供新的视角与启发。让我们一起探索智慧医疗带来的无限可能，拥抱健康的新生活！

目　录

1

一

医疗设备与呼吸系统疾病

随着大数据覆盖社会生活的方方面面，以及云计算能力的提升，图像识别技术、机器深度学习技术、自然语言识别技术、数据库等不断应用于临床，越来越多的智慧医疗应用场景被开发出来。人工智能技术在影像自动分割和测量等方面的突破性进展，为肺部异常结构的检出、识别提供了技术支持，驱动了诊断方法的创新和改革；快速获得准确的测量参数并进行统计学计算，提高了阅片的精度和广度。为避免遗漏、准确决策提供了数据依据，人工智能技术在肺部疾病诊断中也发挥了重要的作用。

案例背景

肺癌，作为全球发病率和死亡率最高的恶性肿瘤之一，传统的肺癌诊断方法主要依赖于医生的经验和技能，存在主观性和不确定性。由于肺癌病变

一、
医疗设备与
呼吸系统疾病

二、
医疗设备与
心血管疾病

三、
医疗设备与
乳腺疾病

四、
医疗设备与
骨科疾病

五、
医疗设备与
临床麻醉

六、
医疗设备与
临床护理

七、
人工智能与
日常生活

类型的多样性和复杂性，医生的诊断准确率受到一定限制。并且由于其早期症状的隐匿性，使得诊断的难度增加，许多患者在确诊时已进入病变晚期，对人类健康构成严重威胁。随着人们健康意识的逐步提高，肺癌早筛已经成为肺癌防治的重点工作内容。目前，社会上广泛采用的是低剂量螺旋 CT 检查，便于早期发现肺部病变。随着低剂量螺旋 CT 检查广泛开展，肺结节的检出也越来越多。有时候见到 CT 检查结果提示肺结节，大家就会觉得提心吊胆，担心是癌变。随着人工智能技术的飞速发展，利用机器学习和深度学习等技术对肺结节图像进行分析和诊断的方法不断涌现，为肺结节性质的诊断、肺癌的早期诊断提供了新的解决方案，显著提高了肺部结节病变影像诊断的准确性和效率，为肺癌的防治工作提供了更精准的指导。

吞云吐雾一时爽，肺部结节惹惊慌，人工智能筛查来帮忙

　　小刘，今年 31 岁，是一家进出口公司的项目负责人，为人吃苦耐劳，又勤奋肯干，年纪轻轻就成为公司的业务骨干。但是由于工作压力大，再加上繁忙应酬和不规律的生活习惯，经常让他感觉到疲惫不堪。仗着自己年轻，面对家里人和朋友的劝告，他最常说的一句话就是："年轻就是资本"。除此之外，他的烟龄已经有 15 年之久，平均一天就要抽 1 ～ 2 包，经常是"饭后一支烟，赛过活神仙"，香烟也成了他在茶余饭后、工作间隙的"快乐源泉"。

　　某一天工作的休息空隙，小刘又和单位的同事们一起"吞云吐雾"，还在回味着刚刚谈成的大单。

　　小刘："今年行情不错啊，这又谈成一单！"一支又一支的香烟，掩饰不住他内心的欢喜。

　　同事 1："是啊，刘哥，这一笔谈成了，咱们又得大赚一笔！"

　　同事 2："刘哥这还不赶紧攒'老婆本'，抓紧

一、医疗设备与呼吸系统疾病

二、医疗设备与心血管疾病

三、医疗设备与乳腺疾病

四、医疗设备与骨科疾病

五、医疗设备与临床麻醉

六、医疗设备与临床护理

七、人工智能与日常生活

给我们找个嫂子！"

面对同事的调侃，小刘显然没有一丝反感，反而得意起来，顺带着又吸了几口烟。

小刘："放心，早晚的事儿，到时候……咳咳咳！"

突然发生的咳嗽打断了这悠闲安逸的时刻。刹那间，小刘顿感头晕目眩，一阵眼前发黑，然后身体往后一倒，便什么也不知道了。这可吓坏了陪他抽烟的两个同事，他们大声呼救叫来了其他的人，众人对小刘是又掐人中，又奋力呼喊的。十几秒后，当小刘恢复意识时，只见周围惊慌失措的同事们。众人这才松了一口气，同事们也赶紧将小刘送到医院进一步治疗。

接诊医生经过详细问诊及体格检查，完善了颅脑 MRI 等一系列检查，结果提示小刘并无明显的颅脑器质性病变。虽然并无实质性问题，但是医生还是对小刘进行了详细问诊。

医生："以前有没有类似的症状发作过？"

小刘："没有，这是第一次。之前就是抽完烟总咳嗽。"

医生："那你有没有肺部疾病的家族史？"

问到这里，小刘的眉头明显皱了一下。思考片刻后小刘坦言，自己家族确实有肺癌家族史，他的祖父和叔叔均因肺癌去世。医生的这个问题不免让小刘感到一种莫名的恐惧。

小刘："医生，您不会怀疑我得肺癌了吧！"说到这里，小刘猛地从检查床上坐了起来。

看到小刘的反应，医生笑了一笑，向小刘解释道："你别这么紧张，这是正常的问诊程序。不过吸烟确实是百害而无一利，也是慢性肺病和肺癌多发的高危因素，但不是说抽烟的人就一定得肺癌"。听到医生的解释，小刘紧张焦虑的神情放松了不少，但为了保险起见，医生也建议小刘完善低剂量螺旋CT（图1），以清晰地显示肺部的情况。

CT结果回报：可见在其右肺上叶近胸膜下有一约0.39cm×0.23cm的实性结节较为明显。这一检查结果让小刘又不免担心了起来。他不停地询问医生："医生，我这是不是癌啊，这怎么还长结节了呢？"在他的印象里，有了结节就等同于一只脚踏入了肺癌的圈子里。

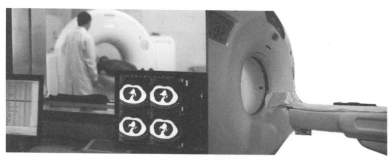

图 1　低剂量螺旋肺 CT

　　而医生对于小刘的提问，应对起来显然是经验丰富，他耐心地向小刘解释道："你先别慌，像你这样的患者，我们现在每天都要接诊很多。不是所有结节都是恶性的表现。在进 CT 扫描的过程中，应用了智能医疗设备中的 AI 辅助诊断技术（图 2、图 3）。根据 AI 系统的分析结果，综合比较，考虑你这个肺结节考虑为良性结节，可以随诊观察。"

　　小刘："AI？人工智能？我知道 AI 换脸、AI 大数据，连看病也能用 AI？这能准确吗？"

　　医生："肺结节被定义为直径 ≤ 3cm 的局灶性、类圆形、密度增高的实性或亚实性肺部阴影。肺结节与肺癌之间存在着密切的关系，但是并非所有肺

一、医疗设备与呼吸系统疾病

二、医疗设备与心血管疾病

三、医疗设备与乳腺疾病

四、医疗设备与骨科疾病

五、医疗设备与临床麻醉

六、医疗设备与临床护理

七、人工智能与日常生活

AI 的力量

——AI 在医疗图像处理上的主要应用

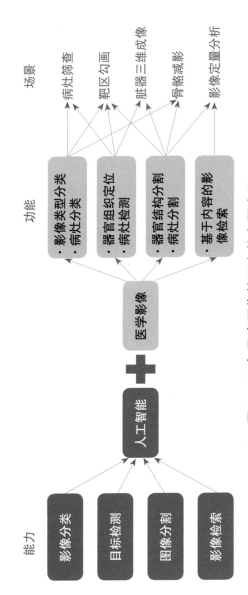

图 2　AI 在医疗图像处理上的主要应用

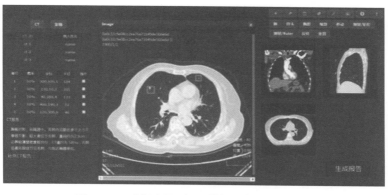

图 3　AI 辅助医疗图像（肺 CT 分析）

结节都会发展为肺癌。肺结节的大小、形状、边缘特征以及位置非常多变，有时仅凭肉眼难以判断其性质和潜在的恶性程度。而 AI 在肺结节筛查中的应用可以快速定位可疑肺结节，并提供诊断建议，从而减少漏诊和误诊，提高筛查的准确率。有研究者比较了标准放射学报告对肺结节的诊断结果与 AI 辅助下的诊断结果：针对 250 例超过 1cm 的实性肺结节，AI 辅助诊断的准确率和灵敏度高达 99.1% 和 98.8%；对于 111 例非实性肺结节，AI 辅助诊断的准确率和灵敏度则分别为 98.8% 和 99.1%。结果表明，无论是实性结节还是非实性结节，AI 辅助诊断

一、
医疗设备与
呼吸系统疾病

二、
医疗设备与
心血管疾病

三、
医疗设备与
乳腺疾病

四、
医疗设备与
骨科疾病

五、
医疗设备与
临床麻醉

六、
医疗设备与
临床护理

七、
人工智能与
日常生活

的准确率和敏感性都优于传统人工阅片。可见智慧医疗设备在肺结节等肺部疾病的诊断和治疗中具有显著的优势。除了提高诊断效率和准确性外，智慧医疗设备还可以在肺结节的治疗中发挥重要作用。例如，可以使用智能导航技术来指导医生进行精准的手术操作，减少手术风险和患者的痛苦。此外，智慧医疗设备还可以通过实时监测患者的生理参数和病情变化，为医生提供更多的治疗依据，从而制订更个性化的治疗方案。"

听了医生的解释，小刘悬着的心终于放下来了，医生根据检查结果也考虑小刘的这次突发事件，是由于剧烈咳嗽导致的咳嗽性晕厥发作。医生建议小刘定期随访以评估疾病变化，以避免过早手术造成一些不必要的创伤。在提高患者对疾病重视程度的同时，在一定程度上也减轻了小刘的心理压力。在日常生活方面，医生建议小刘也要戒烟戒酒，保持良好的生活习惯和规律的生活作息。

医生也告诫小刘："年轻固然是资本，但是资本消耗过头，剩下的就只有身体的空虚。"

小刘不好意思地嘿嘿一笑，也表示一定要定期

一、
医疗设备与
呼吸系统疾病

二、
医疗设备与
心血管疾病

三、
医疗设备与
乳腺疾病

四、
医疗设备与
骨科疾病

五、
医疗设备与
临床麻醉

六、
医疗设备与
临床护理

七、
人工智能与
日常生活

查体，健康生活，快乐工作。

无独有偶，张先生，59 岁，长期在企业担任高管职务。由于工作繁忙，他养成了吸烟的习惯，每天至少要抽一包烟。同时，他的家族中也有肺癌病史，这使得他对自己的肺部健康格外关注。近日，张先生决定进行一次全面的肺部健康检查。在朋友的推荐下，张先生来到了一家知名的综合性医院。经过与医生的沟通，他了解到低剂量螺旋 CT 扫描是一种常用于肺癌筛查的影像学检查方法。这种方法具有辐射剂量低、分辨率高、无创无痛等优点，能够准确地发现肺部微小的结节和病变。于是，张先生毫不犹豫地选择了低剂量螺旋 CT 扫描。

在扫描过程中，张先生躺在 CT 机的检查床上，按照医生的指示保持呼吸平稳。CT 机缓缓转动，发出轻微的嗡嗡声，X 线光束穿过张先生的胸部。整个过程只用了几分钟，张先生并没有感到任何不适。扫描完成后，影像被即时传送至医院的智能影像诊断系统。这是一套基于深度学习算法的高科技系统，经过大量的肺部 CT 影像训练，已具备高度准确的识别和分析能力。系统迅速对张先生的 CT 影像进行处理和分析，标注出肺部的一个微小结节，并给出了结节的大小、形态、密度等详细信息。医生在查看智能系统的诊断结果后，对结节进行了进一步评估。

他们发现这个结节形态规则，密度均匀，没有明显的恶性征象。但是，考虑到张先生的吸烟史和家族史，医生认为这个结节需要密切关注。于是，他们决定对张先生进行定期的 CT 随访，以监测结节的变化。在接下来的几个月里，张先生按照医生的建议进行了多次 CT 随访。幸运的是，结节并没有出现明显的增大或恶变趋势。这让张先生松了一口气。同时，医生也提醒他要继续保持良好的生活习惯，尽量戒烟，以降低肺癌的风险。

结　语

回顾以上案例，我们不禁为智能影像诊断系统的强大功能所折服。人工智能技术不仅提高了诊断的准确性，还为医生提供了强大的决策支持工具，从而能够为患者制订更为个性化的治疗方案。目前，

一、
医疗设备与
呼吸系统疾病

二、
医疗设备与
心血管疾病

三、
医疗设备与
乳腺疾病

四、
医疗设备与
骨科疾病

五、
医疗设备与
临床麻醉

六、
医疗设备与
临床护理

七、
人工智能与
日常生活

健康体检发现肺结节的人群数量颇多，但大部分肺结节都是以定期随访、动态观察为主，具体的随诊方案也需要根据肺结节的基线特征而定，将人工智能技术应用于随访数据监测，依托机器学习和深度学习算法，可以为肺结节的良恶性诊断提供更为详细和复杂的图像特征信息，提高了诊断效能，有助于制订更为科学合理的治疗方案。

在这个过程中，患者的治疗体验得到了改善，生活质量也得到了显著提高，既能够避免良性结节的早期过度治疗，也不致错失早期根治术的时机，实现了对肺结节的全程管理模式。这不仅体现了现代科技在医学领域的广泛应用和巨大潜力，也为我们提供了一个重要的启示：在面对健康问题时，我们应该充分利用现代科技手段，做到早发现、早诊断、早治疗，从而避免病情的进一步恶化。同时，这个案例也提醒我们，健康检查对于预防和治疗疾病具有重要意义，特别是对于那些有不良生活习惯或家族遗传疾病史的人群来说，更应该定期进行全面的健康检查。只有这样，我们才能及时发现身体的潜在问题，并采取有效的措施加以解决。以上案例突显了智能医疗设备在肺结节诊断临床应用中发挥了重要作用。在这个充满挑战和机遇的时代里，让我们携手共进，为健康而努力！

（孙国贵　戈艳蕾　赵雅宁　甘俊清）

2 癌与非癌如何辨，AI 火眼金睛来识别

老梁今年 60 多岁，是一位有着 30 余年烟龄的"老烟民"。按照他自己的话说，抽上烟就"来劲儿"，好像有了香烟，就有了源源不断的动力一样。但是不单单是香烟，老梁以前工作时经常接触煤烟粉尘，长期暴露的粉尘、烟雾刺激也让老梁在 10 年前就曾被诊断为慢性支气管炎（简称"老慢支"）（图 4）。当时的肺部 CT 检查结果也提示老梁的左肺有一个大约 0.5cm 的结节。此后每逢冬、春季，他都会有不同程度的咳嗽、胸闷，甚至有时候

一、医疗设备与
呼吸系统疾病

二、医疗设备与
心血管疾病

三、医疗设备与
乳腺疾病

四、医疗设备与
骨科疾病

五、医疗设备与
临床麻醉

六、医疗设备与
临床护理

七、人工智能与
日常生活

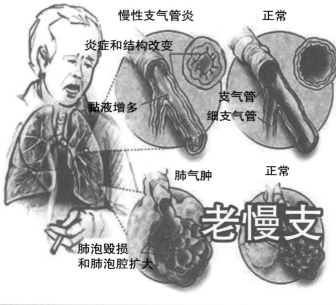

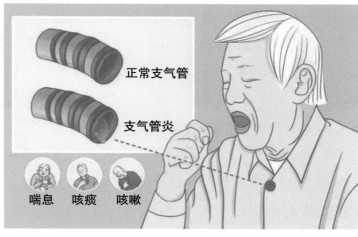

图 4　老慢支的症状与气道模拟图

会出现比较严重的呼吸困难，开始的时候稍作休息，这些症状就可以有所缓解，随着每次病情加重，都需要吃些平喘药物或到社区卫生中心进行输液治疗才能有所好转。

即便是这样，老梁还是没有高度重视自己的疾病，平时疏于随访检查，未规范进行诊治，喘了就吃药，不喘就像没事人一样什么都不注意。对于肺部结节，梁先生更是没有放在心上，做了两次CT检查发现没有什么大的变化，后续就没有再进行监测。老梁自诩身板硬朗，还很"抗造"，甚至说："大小伙子都抵不上我这身板，放心吧。"虽然拗不过老梁，但是他的老伴儿和女儿都为他的身体捏一把汗，老伴儿更是常常因为这些事儿跟他吵架，但每次都被老梁"一笑而过"而不了了之。

在2023年冬季的某一天，老梁在吃完早饭后再一次出现严重的咳嗽及喘息。这一次，老梁自己感觉这次发作和之前不太一样。他赶紧叫来老伴儿。

老梁："我现在心里特别不舒服，喘不上来气，感觉胸前有个大石头压着，快给我拿药来，我先吃上。"

一、
医疗设备与
呼吸系统疾病

二、
医疗设备与
心血管疾病

三、
医疗设备与
乳腺疾病

四、
医疗设备与
骨科疾病

五、
医疗设备与
临床麻醉

六、
医疗设备与
临床护理

七、
人工智能与
日常生活

老伴儿："别再瞎吃药了，咱们还是去医院检查检查吧！"

老梁："去什么医院！这就是跟之前一样的老毛病，去医院又得麻烦孩子们。不去！"但是强烈的不适和不断加重的喘息，让老梁说这句话都有些吃力。老伴儿特别害怕老梁出事儿，还是给孩子打了电话。不一会儿，女儿和女婿就来到了家里，在家里人的极力劝说下，老梁这才不情愿地来到了医院就诊。

到了医院，接诊医生为老梁开具了急诊心电图、心肌酶、心脏超声和肺 CT 等检查，前三项结果显示没有什么太大的问题，也不考虑急性心肌梗死这一类疾病。在对症吸氧及用药后，老梁的症状逐渐好转，这让老梁又来了精神，对于 CT 检查，老梁很抵触。

老梁："怎么又做 CT，前几年不是做过吗？做这个又得有多少辐射。我可看人家网上说，不能随随便便就做 CT，辐射多了容易得癌。"

面对老梁的固执，老伴儿和女儿劝说他要听医生的话，医生也耐心地解释道："大叔，您这小孩儿脾气可得改改了，咱们是来治病的，可不是来赌气的啊。您这样的喘息发作，多半情况可能是呼吸道感染引起的，可别到时候肺炎加重，那可就麻烦了。再说了，正常体检我们还建议至少一年做一次 CT 检查呢，更何况您这都拖了多少年了。"听到这，老梁思考了半天，最终还是同意了医生的建议。

医生为老梁开具了胸部 CT 检查，而 CT 检查结果却让老梁心凉到了半截。检查结果提示左肺下叶可见一个 1.1cm × 0.8cm 大小的磨玻璃结节，较之前有增大，影像学建议密切关注。这个检查结果可着实让老梁吓了一大跳。

老梁："我说我不来，你们非要让我来，这下可好，查出一堆毛病。"老梁对老伴儿及女儿埋怨道。

老梁的女儿向医生询问道："医生，您看看我爸这个病下一步该怎么办？"

医生："他这个磨玻璃结节比之前有增大，而且进一步利用智能医疗设备的肺癌诊断辅助决策支持系统，进行了全面的分析，提示该结节恶性的概率为 64.92%，属于高危结节。"医生建议老梁进一步做外科手术干预。

一、医疗设备与呼吸系统疾病

二、医疗设备与心血管疾病

三、医疗设备与乳腺疾病

四、医疗设备与骨科疾病

五、医疗设备与临床麻醉

六、医疗设备与临床护理

七、人工智能与日常生活

可是老梁又有了新的顾虑，在他的观念里，只要做了手术就肯定是得了癌症，要是得了癌症那自己就完了，身上还得留下一道大的手术瘢痕。而且医生发现这个顾虑不光是老梁自己有，连带着家属都很焦虑。这让医生又着实费了一番工夫，向老梁和家属解释道："目前这个病变的性质通过传统的保守诊疗手段尚不能明确，明确的诊断只能等拿到组织病理的结果才能定，而且这个病变目前看比较局限，建议还是尽早外科干预比较彻底一些。这个手术，通过胸腔镜微创治疗就可以得到一个满意的治疗效果。这是我们模拟重建做的图（图5），

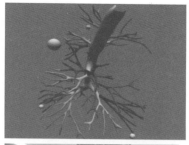
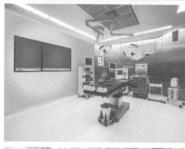
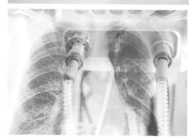

图5　肺结节三维重建及胸腔镜相关图片

我们可以根据重建图选择手术切除的位置。大叔您不能讳疾忌医，更不能抱有侥幸心理。不一定所有结节都是恶性的，即便是恶性的结节，早期发现、早期治疗也会有更为满意的预后。"

听到这里后，老梁和家属都意识到这个手术的必要性，经过商量后，也同意了手术治疗方案。在完善肺功能以及其他一系列术前评估后，老梁的手术进行得很顺利。术后最终病理结果显示为浸润性肺腺癌，经过全身系统评估，未见发生远处转移。术后老梁恢复良好，除密切随访外，暂无须行其他干预治疗。这一下老梁如释重负，于是逢人就说多亏了老伴儿、孩子和医生的劝说，不光为自己赢得了治疗时间，还保证了极高的生活质量。

住院恢复期间，老伴儿打趣道："老梁，以后听话不？还抽烟不？"

老梁："这次真的多亏了你们，我一定要戒烟。"

同样遭遇的还有 59 岁的李大伯。

李大伯辛苦工作了 40 年，即将迎来自己的光荣退休。然而，在单位组织的一次体检中，检查出

一、医疗设备与呼吸系统疾病

二、医疗设备与心血管疾病

三、医疗设备与乳腺疾病

四、医疗设备与骨科疾病

五、医疗设备与临床麻醉

六、医疗设备与临床护理

七、人工智能与日常生活

右上肺有一个直径约 0.6cm 的磨玻璃肺结节。由于结节较小，且没有任何不适症状，经专业医生诊断，考虑肺结节为低危结节，李大伯选择了定期随访观察结节变化情况。在今年 2 月份，再次复查肺部 CT 时，发现肺部结节出现了明显增大，并且出现了实性成分。自此之后，李大伯的心理负担加重，自觉咳嗽、胸闷、失眠、焦虑。

有一天李大伯召开了家庭会议，跟老伴儿和孩子们说："现在我的身体可能不太行了，你们都要照顾好自己。" 大家都劝说："您身体那么好，退休以后还要去环游世界呢，没事的。" 话虽这样说，但大家心里不免也忐忑不安，于是赶紧挂了个三甲医院胸外科主任医师的号，带着李大伯再次到医院就诊。医生接诊后详细问询了李大伯的病史情况及生活习惯，得知李大伯的父亲及伯父都因肺癌去世，仔细查阅了李大伯既往多次体检的胸部 CT 动态影像，认为李大伯的肺部小结节可以通过单孔胸腔镜微创手术切除。

经过仔细讨论，医生认为，李大伯肺结节的位置较深，犹如 "藏在蛋糕中间的草莓"，且结节位置位于右上肺尖，常规经胸壁穿刺、纤维支气管镜检查等手段均不易判断结节性质。

医生将李大伯的 CT 影像资料上传到了人工智能诊断系统。经分析，该肺部结节为高危肺小结节。并将人工智能系统诊断结果给李大伯一家人查看，他们对现在的人工智能技术赞叹不已："想不到咱们现在也能享受到这么先进的医疗技术了！"

胸外科团队讨论后，再次应用人工智能系统，为李大伯的肺部小结节进行了术前三维重建手术规划。经过充分的准备，李大伯的手术取得了圆满成功。

术后，李大伯恢复非常顺利，不到一周就办理了出院手续。最终病理结果提示，李大伯的肺结节为早期肺癌，治疗效果好，复发率低，临床上达到了治愈！李大伯一家人也送来了锦旗表示感谢，告诉医师，李大伯现在心理非常健康，开始准备享受美好的退休生活了。

结　语

随着人工智能、大数据等技术的不断进步，智

一、
医疗设备与
呼吸系统疾病

二、
医疗设备与
心血管疾病

三、
医疗设备与
乳腺疾病

四、
医疗设备与
骨科疾病

五、
医疗设备与
临床麻醉

六、
医疗设备与
临床护理

七、
人工智能与
日常生活

能医疗设备在肺癌等复杂疾病的诊断和治疗中将发挥更大的作用。它们不仅可以帮助医生提高诊断和治疗水平，还可以提高医疗服务的质量和效率，为患者带来更好的健康福祉。但是，技术的发展并不能完全替代专业医生的角色。尽管智能医疗设备在肺癌诊断和治疗中具有显著优势，但仍然存在一些挑战和限制。例如，数据的准确性和安全性、设备的可靠性和易用性等问题需要持续关注和改进。此外，医生对新兴技术的接受度和技术应用的专业性培训也是影响智能医疗设备应用的关键因素。医生的专业知识和经验在疾病的诊断和治疗中仍然具有不可替代的价值，未来的医疗体系需要更加注重医生和技术的结合，充分发挥各自的优势，在推广智能医疗设备的过程中，需要综合考虑技术、医疗需求和社会经济等多方面因素，以实现肺癌等复杂疾病的更高效、更精准治疗。

（孙国贵　戈艳蕾　赵雅宁　白　静）

睡眠监测设备发现潜在病因，佩戴呼吸机助力健康睡眠

张女士，在事业上是一个女强人，经常披星戴月，早出晚归，加班到凌晨。加上平时免不了应酬或临时加派的工作任务，近几年也出现了"过劳肥"的表现，然而这一系列变化，并没有改变张女士忙碌的日常。

近一段时间以来，张女士总是感觉神思倦怠，白天也总是觉得困顿异常。家人反映其经常在睡觉时发出响亮的鼾声、停顿。刚开始的时候，家人和张女士觉得可能是最近一段时间累的，慢慢就会好的。但是事情并没有像他们想象的那样发展，他们发现张女士不仅打鼾严重，而且睡眠质量极差，很轻的声响就可以让她惊醒，而张女士的脾气也变得烦躁异常，家人之间也不免总出现小摩擦，一点小事儿就可以引起一场纷争，这一系列的变化严重影响到了张女士的正常工作和生活。

有一天，张女士的丈夫在微信公众号上看到了

一、医疗设备与呼吸系统疾病

二、医疗设备与心血管疾病

三、医疗设备与乳腺疾病

四、医疗设备与骨科疾病

五、医疗设备与临床麻醉

六、医疗设备与临床护理

七、人工智能与日常生活

一篇科普文章，讲的是睡眠呼吸暂停综合征的相关临床表现。而最近一段时间，他发现张女士白天困倦的现象也越来越重，工作状态也大不如前。面对现在情绪非常不稳定的张女士，他决定要做一些什么来改变现状。于是他和张女士商议后，夫妻二人前往医院进行咨询及诊治。

医生经过对张女士进行睡眠呼吸监测检测及相关检查后，发现张女士患有夜间阻塞性睡眠呼吸暂停低通气综合征（obstructive sleep apnea-hypopnea syndrome，OSAHS），睡眠监测发现张女士呼吸暂停通气指数 41（＞35 即为重度），夜间呼吸暂停次数达到 124 次，最长暂停时长有 26 秒，夜间末梢血氧饱和度最低为 81%，病情分期为重度。而且并伴有血糖、血脂、血压等指标异常。

这个检查结果让张女士很不解，她询问医生道："医生，这个结果会不会弄错了呀，我平时很注意油、盐、糖的摄入，而且我也没有这些疾病或者家族病史，为什么还会有这些问题？"

医生耐心地解释道："阻塞性睡眠呼吸暂停综合征已被证实可以引起机体多种炎症介质增高。由于 OSAHS 所导致的长期慢性缺氧，已被认为是糖尿病、高血压及心脑血管疾病等的高危致病因素之一。这个不是一朝一夕的事情，可能已经存在很长一段时间。而且 OSAHS 的发病机制也不是很清楚，可能与肥胖、机体本身鼻咽腔或者呼吸道解剖结构改变相关。现在既然已经发现了问题，咱们就需要去积极干预，否则后患无穷。"

之后医生又向张女士和她的丈夫进行了详细的科普及讲解，医生建议张女士首先要改变作息习惯，避免熬夜及过度劳累，并且建议张女士积极进行减重及适度的健康锻炼等，同时建议张女士进行日常的生理指标监测。

医生为张女士推荐了一款便携式睡眠监测仪器（图 6）。通过佩戴便携式睡眠监测仪器监测她的心率、呼吸以及睡眠过程中是否出现低通气及呼吸暂停情况，综合评估监测数据结果，对睡眠过程中的鼾声、停顿进行进一步诊断，以便为张女士量身定制后续治疗方案。根据睡眠监测结果，医生为张女士配置了一款智能睡眠呼吸机（图 7），此款呼吸机可实时监测她的呼吸情况，根据实时数据调整气道

一、
医疗设备与
呼吸系统疾病

二、
医疗设备与
心血管疾病

三、
医疗设备与
乳腺疾病

四、
医疗设备与
骨科疾病

五、
医疗设备与
临床麻醉

六、
医疗设备与
临床护理

七、
人工智能与
日常生活

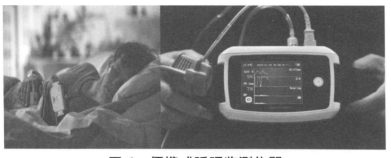

图 6　便携式睡眠监测仪器

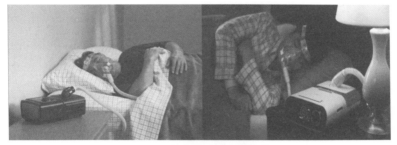

图 7　智能睡眠呼吸机

正压压力，确保在夜间维持通畅的呼吸，改善呼吸暂停症状，并且保证张女士的佩戴舒适度。而且通过睡眠监测云数据分析系统，张女士的睡眠数据也可以定期上传到云端平台。医生可以远程访问这些数据，对患者的睡眠状况进行全面的分析，并在必要时调整治疗计划。

经过数月的呼吸机治疗，张女士的呼吸暂停症状明显好转，白天精神状态及夜晚睡眠质量都有很大的好转。再配合适当的锻炼，张女士的体重也逐渐减轻，复查血糖、血脂等指标也比以前有较大的改善。心情好了，脾气自然而然也好了很多，夫妻感情也明显好转，张女士又以全新的状态投入新的生活和工作当中。

结　语

通过张女士的案例可以发现，智能睡眠监测设备能够追踪患者的睡眠模式、睡眠阶段和睡眠周期。这些设备通常采用可穿戴技术，如智能手表、头戴设备或床垫传感器，通过监测生理指标（如心率、呼吸频率、体动等）来分析患者的睡眠状况。针对睡眠呼吸障碍（如睡眠呼吸暂停综合征等）的智能医疗设备可以监测呼吸频率、氧饱和度等生理参数，及时发现并记录患者的异常呼吸模式，为医生提供辅助诊断和治疗建议。一些智能医疗设备还能够提供睡眠治疗功能，如呼吸机、持续气道正压设备等，用于治疗睡眠呼吸障碍患者。这些设备能够通过调

一、医疗设备与呼吸系统疾病

二、医疗设备与心血管疾病

三、医疗设备与乳腺疾病

四、医疗设备与骨科疾病

五、医疗设备与临床麻醉

六、医疗设备与临床护理

七、人工智能与日常生活

整气道正压，维持患者的呼吸通畅，改善睡眠质量。智能医疗设备通常能够将收集到的睡眠数据上传到云端，医生可以通过远程终端访问这些数据，进行更全面的分析和监测。这为医生提供了更多信息，有助于更准确地制订个性化的治疗方案。一些智能应用程序结合了睡眠监测设备的数据，通过算法和人工智能提供实时反馈、建议和个性化的睡眠管理计划，帮助患者改善睡眠习惯。

睡眠是一种很重要的休息、恢复体力的方式。但是有些人认为在睡眠过程中打鼾是睡得香的表现，然而并非如此，对于体形肥胖、睡眠打鼾的人群，均需警惕一种睡眠性疾病——睡眠呼吸暂停低通气综合征。患上该病的人轻则影响精神，一整天都昏昏沉沉、记忆力变差，影响日常学习、工作，重则引起全身组织器官缺氧、心脑血管等疾病，甚至会导致呼吸衰竭，让人在睡眠中死去。因此，如果在睡眠过程中出现打鼾、呼吸停顿的问题，要引起高度重视，需要及时就医，以改善睡眠质量，提升幸福感。

（孙国贵　戈艳蕾　赵亚婷　陈伟彬）

二/医疗设备与心血管疾病

2023 年 6 月，国家心血管病中心发布的《中国心血管健康与疾病报告 2022》指出，中国心血管疾病的发病率仍处于上升阶段，推算目前有 3.3 亿患者，其中高血压 2.45 亿、冠心病 1139 万、心力衰竭 890 万。《健康中国行动（2019—2030 年）》将心脑血管疾病防治行动列为 15 项重大行动之一。心血管疾病以心绞痛、急性心肌梗死、冠心病等急性冠脉综合征等发病最为危急，可见心血管疾病正严重危及人类的身心健康安全。除了日常对广大民众进行科普之外，对患者心脏状态及疾病程度的评估也尤为重要。随着技术的飞速发展，智能医疗设备在心内科领域的应用正为心血管疾病的诊断、治疗和康复带来革命性的变革。

一、
医疗设备与
呼吸系统疾病

二、
医疗设备与
心血管疾病

三、
医疗设备与
乳腺疾病

四、
医疗设备与
骨科疾病

五、
医疗设备与
临床麻醉

六、
医疗设备与
临床护理

七、
人工智能与
日常生活

案例背景

以往人们认为，心脑血管疾病是一种"老年病"，与年轻群体无关。但是近年来，随着健康体检的普及，发现年轻人的动脉粥样硬化比例越来越高。30岁以上，尤其是肥胖、有遗传家族病史，或者有不良生活方式的人群占其中大多数。"冠心病年轻化""心肌梗死低龄化"等趋势不容乐观。据统计，目前 20 ~ 30 岁的青年人群中有 30% ~ 40% 存在"三高"问题（图8），而早期疾病筛查和及时评估与救治则显得尤为重要。

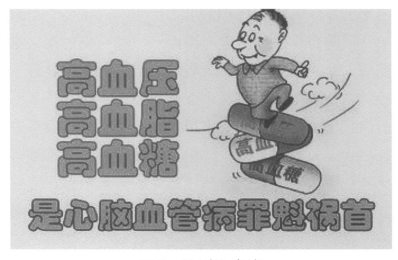

图 8 "三高"危害

1 人工智能助力心血管疾病高危人群健康管理

35 岁的小杨，人送外号"胖羊羊"。人如其名，"胖"几乎是近几年以来小杨的代名词。但在此之前，小杨可是一个标准的"型男"，不仅个子高挑，面部棱角分明，而且是羽毛球、游泳等运动健将。

曾经的运动健将，为了生活也不得不东西奔波，南北闯荡，喝酒应酬在所难免。工作和生活一天天红火，小杨的身材也一天天地富态起来，但这也让小杨的身体健康亮起了红灯。

公司每年的体检报告都提示小杨有高血脂、脂肪肝、高尿酸等问题。今年的体检报告更是提醒小杨的血压需要格外注意。小杨也没有觉得有什么不舒服的地方，对于这些健康问题，他也根本没有放在心上。直到有一天……这一天是周六，小杨难得休息在家，前一天的应酬让他感到疲惫不堪。因一些生活琐事小杨与妻子发生口角，其间小杨感觉胸前一紧，好像有千斤重担压在了胸前，让他喘不过

一、医疗设备与
呼吸系统疾病

二、医疗设备与
心血管疾病

三、医疗设备与
乳腺疾病

四、医疗设备与
骨科疾病

五、医疗设备与
临床麻醉

六、医疗设备与
临床护理

七、人工智能与
日常生活

气来，眼前一阵发黑，顺势就栽倒在了沙发上。随后豆大的汗珠从脸上滚落了下来，刚刚还火冒三丈的妻子，也被吓得脸色发白。赶忙问道："老公，你这是怎么了？你可别吓我啊！"

吓到"丢魂"的妻子连忙打了120，又赶紧喂小杨吃了速效救心丸，但是小杨的疼痛和不适似乎没有明显的缓解。

好在120急救车很快就来了。急救医生到达后，经过简单的评估，马上为小杨做了心电图检查，结果提示广泛前壁心肌梗死。急救人员马上通知急救调度中心，通知有救治能力的医院开通绿色通道。

不多时，急救车就载着小杨到达了医院。绿色通道的开启，使小杨很快就进入手术室进行急诊经皮冠脉介入治疗的手术。术中经过减影血管造影及三维重建，可以看到小杨的冠状动脉前降支堵塞程度几乎达到100%，其余回旋支堵塞50%，右冠脉堵塞约30%，在手术过程中，医生根据智能系统提供的精准数据，准确找到了狭窄位置，根据术中检查结果，医生为小杨进行了冠脉支架植入手术（图9）。

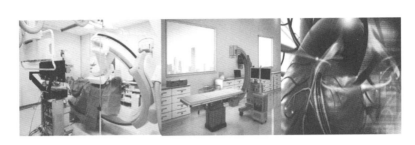

图 9　冠脉造影设备及模拟图

手术很顺利，经过对症的用药及治疗，小杨身体恢复得很快。在此后随访观察期间，小杨又接受了冠脉 CT 血管造影术检查，用以评估冠状动脉的情况。同时，医生除了日常的饮食用药指导以外，还建议小杨佩戴智能穿戴设备，用来监测一些生理指标，医生向小杨介绍道："因为你的心脏这次受到了很大的冲击，所以必须监测心电事件。除了定期来医院复诊以外，在家可以用这种手环心电设备来监测心率和心脏活动（图 10），可以实现实时、连续、便捷的心电监测，适用于日常健康管理和心脏病的一级预防。如果心脏出现问题，这个手环会随时报警，可以及时就医以免错过最佳治疗时机。"

经此生死劫难，小杨感叹："生命诚可贵，不能

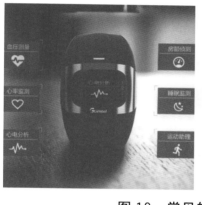
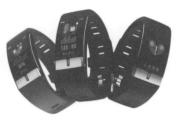

图 10　常见的智能手环

再买醉，酒肉穿肠过，'炸弹'留心中啊。"经历了磨难的一家人，又开始了幸福的生活。

结　语

目前临床经验认为，对于已经发生过冠心病、脑卒中等动脉粥样硬化性心血管病的人群，存在较高的风险。移动健康是人工智能应用于医疗的一个子领域，其特点是使用移动和无线技术来改善医疗保健。通过智能穿戴设备，可进行实时便携的心电图、血压、血氧饱和度监测，再应用机器学习模型，可对监测结果中的异常作出诊断，提示潜在进展的

一、医疗设备与呼吸系统疾病

二、医疗设备与心血管疾病

三、医疗设备与乳腺疾病

四、医疗设备与骨科疾病

五、医疗设备与临床麻醉

六、医疗设备与临床护理

七、人工智能与日常生活

心血管疾病，提高对心血管疾病的早发现、早诊断、早治疗，实现个体化心血管危险因素监测和症状监测，对严重心血管事件及时预警。

2　受慢性胸闷、胸痛所困扰，智能医疗来指导

　　在现代医学领域，冠状动脉疾病已成为威胁人类健康的主要疾病之一。冠心病，作为其中的典型代表，其发病率逐年上升，给无数患者和家庭带来了巨大的心理压力和经济负担。在这个背景下，精准评估冠状动脉狭窄程度对于制订有效的治疗方案具有至关重要的意义。

　　蒋先生，59岁，近年来一直受到胸闷、心悸等症状的困扰。这些症状时轻时重，严重影响了他的生活质量。在多次忍受病痛之后，蒋先生决定前往医院就诊，寻求专业的治疗。在心内科，医生详细询问了蒋先生的病史和症状，并进行了全面的体格

一、医疗设备与呼吸系统疾病

二、医疗设备与心血管疾病

三、医疗设备与乳腺疾病

四、医疗设备与骨科疾病

五、医疗设备与临床麻醉

六、医疗设备与临床护理

七、人工智能与日常生活

检查。结合蒋先生的年龄和性别等高危因素，医生怀疑他可能患有冠心病。为了进一步明确诊断，医生决定为他进行冠状动脉造影检查。冠状动脉造影是一种通过 X 线透视下注入造影剂，使冠状动脉显影的检查方法，它能够准确地显示冠状动脉的解剖结构和狭窄程度。在造影过程中，医生发现蒋先生的冠状动脉存在多处狭窄，这使得心脏的血液供应受到了严重限制。然而，要想更准确地评估狭窄程度，并制订出针对性的治疗方案，仅凭医生的肉眼观察是远远不够的。

医生将造影影像导入这套系统，利用其强大的图像处理和分析能力，对狭窄部分进行了精确测量。智能影像诊断系统基于深度学习算法，通过大量的医学影像训练，已具备了高度准确的识别和分析能力。系统对李先生的造影影像进行了逐层扫描和三维重建，清晰地呈现出冠状动脉的立体结构和狭窄程度（图 11）。同时，系统还给出了每处狭窄的百分比，并标注出最严重的狭窄位置。这些信息为医生制订治疗方案提供了有力的依据。根据智能系统的分析结果，医生发现蒋先生的一处冠状动脉狭窄

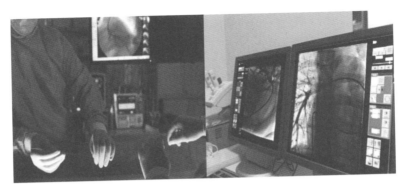

图 11　冠脉造影术影像

程度已达到了 90%，严重影响了心肌的血液供应。

针对这种情况，医生决定为他进行冠状动脉支架植入手术。这是一种通过介入手段将支架植入狭窄部分，以撑开血管达到恢复血液流通目的的微创手术。在手术过程中，医生根据智能系统提供的精准数据，准确地找到了狭窄位置，并成功植入了支架。术后，蒋先生的症状得到了显著改善，胸闷、心悸等症状基本消失。他终于摆脱了病痛的困扰，重新找回了生活的乐趣。

结　语

回顾以上案例，正是有了这套系统的帮助，医

一、医疗设备与呼吸系统疾病

二、医疗设备与心血管疾病

三、医疗设备与乳腺疾病

四、医疗设备与骨科疾病

五、医疗设备与临床麻醉

六、医疗设备与临床护理

七、人工智能与日常生活

生才能准确地评估出冠状动脉的狭窄程度，并制订出针对性的治疗方案。这不仅提高了手术的成功率，也减轻了患者的痛苦和经济负担。同时，这个案例也再次强调了精准评估在医学领域的重要性。对冠状动脉疾病等严重威胁人类健康的疾病来说，只有做到精准评估，才能制订出有效的治疗方案，从而挽救患者的生命。

在未来，随着科技的不断发展和进步，我们相信智能影像诊断系统将在医学领域发挥更加重要的作用，为人类健康事业做出更大的贡献。智能医疗设备可以辅助医生进行心血管疾病的预防、诊断、治疗和康复，在心血管疾病治疗中的应用具有重要的意义和广阔的前景。通过智能化技术的支持，我们能够更早地发现心血管疾病的迹象、提高诊断准确性、制订个性化治疗方案，并有效促进患者康复，还包括全面的患者监测、个性化治疗、远程医疗服务等。

上述表明，不论是对急性冠脉综合征患者还是慢性心血管疾病患者，智能影像诊断系统均能提供更加精准的诊疗，降低心血管疾病的死亡率，为人类生命安全保驾护航。目前，影像组学、机器学习多组学或多参数模型等算法均已用于心血管疾病预防、预后评估及危险分层研究，通过临床数据构建人工智能模型来预测心血管不良事件，进而制订更合理的个体化治疗方案，减少不良心血管事件的发生，降低死亡率。生活中如果出现身体不适要及时就医，时间就是生命，耽误不得。

（孙国贵　赵亚婷　陈前程　付爱双）

三/

医疗设备与乳腺疾病

引　言

　　随着科学技术的不断发展与进步，越来越多的科技手段渗透到了医学领域，并逐渐应用于临床。人工智能图像诊断及乳管镜图像采集诊断系统就是众多仪器之一。人工智能图像诊断系统，依托图像识别技术、机器深度学习技术和数据库可以实现图像智能诊断。乳管镜图像采集诊断系统在建立大样本图像数据库的前提下，人工智能可以将乳管镜检查过程中采集的乳腺导管壁颜色、管壁是否光滑、血管是否丰富、管腔内分泌物性状、肿物形状、肿物颜色等情况与数据库信息比对，做出诊断，并提出治疗建议，避免了人为因素导致的误诊、漏诊。

案例背景

　　乳腺癌作为全球女性发病率最高的恶性肿瘤，近年来发病率仍在不断上升，且年轻化趋势越来越明显。广泛开展早期肿瘤筛查显得尤为重要，一项来自瑞典的研究评估了 AI 在早期乳腺癌检测方面的表现，结果显示：在早期乳腺癌检测中，AI 辅助扫描评估比人类评估高出了 20% 的准确率，并且误报率仅为 1.5%，与人类评估结果相当。随着人工智能技术的发展，主要依靠图像和临床资料进行诊断的传统模式将发展成为主要依靠大样本训练数据以及逻辑推理实现诊断的新模式，实现影像学与人工智能有效完美的结合，用人工智能来识别和诊断肿瘤，提高疾病的检出率和准确性，以达到疾病早期诊断、判断疾病分型和精准预后的目的。

1　智能医疗，助力乳腺早筛

在今年中秋前，人工智能团队配合地方政府在各地做乳腺癌公益免费筛查。夏女士听说后，对人工智能的医疗应用很感兴趣，去现场做观摩。2 个

一、医疗设备与呼吸系统疾病

二、医疗设备与心血管疾病

三、医疗设备与乳腺疾病

四、医疗设备与骨科疾病

五、医疗设备与临床麻醉

六、医疗设备与临床护理

七、人工智能与日常生活

月前夏女士常规体检做过乳腺钼靶检查，检查结果显示正常，她很好奇人工智能的能力，想做个对比，于是在活动现场也做了个检查。然而人工智能系统提示她乳房里有问题，把疑似病灶点做了截图，标注了出来。夏女士看了，心里"咯噔"了一下：超声截图上，疑似病灶的边缘不光滑，好像海岸线一样。夏女士对乳腺疾病有一定了解，心里开始打鼓："这不是恶性肿瘤的常见征象吗？不会的，不会的。前段时间我刚做了检查，还一切正常。"

回家以后，夏女士心想："我现在才42岁，我要是有事情了，我的宝宝怎么办啊，她还没上小学。"她一晚没睡，第二天就去三甲医院做了彩超。拿到结果后，夏女士高兴地与人工智能团队的工作人员联系："医生说没发现你们说的那些疑似病灶哦，医生当时还特意给我细细地扫了三遍呢。"人工智能团队的研发人员对这个消息非常关注，毕竟耗费了团队太多心血了。人工智能系统深度学习了几万张专业超声图片，才练出来现在能识别肿瘤、结节、脂肪等乳腺里各种组织的神经网络，而且在实战中它的进步明显，研发人员还是有强烈信心的。

一、医疗设备与呼吸系统疾病

二、医疗设备与心血管疾病

三、医疗设备与乳腺疾病

四、医疗设备与骨科疾病

五、医疗设备与临床麻醉

六、医疗设备与临床护理

七、人工智能与日常生活

公司建议夏女士去做核磁共振，看看到底如何。夏女士为了保险，赶忙去做了核磁共振。毕竟，她妈妈几年前得过乳腺癌，她自己属于高风险人群，不能掉以轻心。核磁共振结果出来了：乳房内有散布的点状钙化影。对夏女士来说，不是好消息，因为身体的确有隐患；但又算是好消息，因为这个隐患发现得早，要是按之前钼靶和超声所显示的"没事"的结果，她可能要拖上至少一年多才去再检查。为此，她特意打电话感谢人工智能团队，提早发现她的问题，让她和家庭都提前做好准备，避免了更严重后果。

目前，在许多三甲医院已将人工智能与医疗结合起来，为疾病早期筛查及诊疗提供便利。机器人现场扫查，使用 5G 传输影像，经过云计算辅助阅片，如为阳性结果，再进一步远程传至医生电脑里重点筛查，通过人工智能可协同大人群高效筛查，并且可以降低漏诊率（图 12）。

人工智能系统和医生之间的差异。在美国一项研究中，六位医生都错过了癌症病例样本，但人工智能系统正确识别出癌症。黄色方框的恶性肿瘤是一个小的、不规则的肿块，右乳下部有相关的微钙化（图 13）。

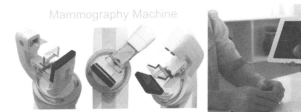

图 12　乳腺癌智能筛查

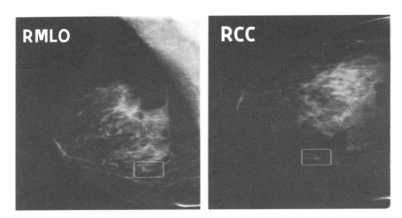

图 13　人工智能所发现的乳腺病灶

一、医疗设备与呼吸系统疾病

二、医疗设备与心血管疾病

三、医疗设备与乳腺疾病

四、医疗设备与骨科疾病

五、医疗设备与临床麻醉

六、医疗设备与临床护理

七、人工智能与日常生活

结　语

回顾上述案例发现，开发基于人工智能辅助的乳腺影像诊断系统有助于提升国内外乳腺疾病精准诊断的整体水平，提升乳腺癌患者的生存率，降低不良预后结局的发生。2020 年世界卫生组织发布的数据，全球乳腺癌发病率超过肺癌，已经成为世界第一大癌。中国乳腺癌发病率一直占据女性肿瘤首位，每年大约有 42 万人患病，12 万人死亡。乳腺良性病的发病率大约在 50%，乳腺疾病诊疗需求非常大。近年来，随着影像组学和深度学习等人工智能技术的不断发展，人工智能影像学诊断在乳腺肿瘤检测、分割、良性与恶性鉴别、乳腺癌分子亚型研究、乳腺癌淋巴结转移的临床评估等方面的研究越来越多，进一步提高了乳腺影像报告和数据系统的鉴别精准度，且通过早期预测乳腺癌的发展趋势，预测不同分子亚型，为临床的个性化精准诊疗提供有利依据，为患者的治疗争取更多的时间，延长生存时间，提高生活质量。

智能医疗，精准诊断乳腺疾病

乳管镜是一种可以进入到人体乳腺导管内进行诊疗的新型乳腺疾病诊疗方式，它能够发现乳腺导管内原位癌及癌前病变，并给予精准定位，及时切除，阻止乳腺癌进一步转移恶化。乳管镜还可以直观发现导管内良性疾病病灶，给予冲洗、疏通等治疗，促进康复，降低癌变风险。

今年 2 月初，小刘无意中发现左侧乳头轻轻一挤就出来好多"血"（淡红色血性液体），当时吓得不轻，不敢耽误，第二天就请假去当地医院做了检查，B 超也没显示出来明显的结节病变，只提示一个输乳管扩张。但是小刘的乳头溢液颜色呈血色，当地医生还是建议到上级医院做乳管镜检查一下。所以小刘到市里某三甲医院挂了专家号。

医生："你这种情况发现多久了？"

小刘："我两天前偶然发现的，医生，我这是怎么了？"

医生："你的彩超提示左乳导管扩张，但是你乳

一、
医疗设备与
呼吸系统疾病

二、
医疗设备与
心血管疾病

三、
医疗设备与
乳腺疾病

四、
医疗设备与
骨科疾病

五、
医疗设备与
临床麻醉

六、
医疗设备与
临床护理

七、
人工智能与
日常生活

头溢出来的液体是血性的，建议你做一个乳管镜检查一下乳管内部。"

小刘："那我现在可以做吗，医生？"

医生："可以的，不过做乳管镜检查之前需要做一下相关的检查，包括血常规、凝血五项、乙肝两对半。你确定要做乳管镜的话那我现在就给你开血常规检查了。"

小刘："好的，谢谢医生。"

等检查结果出来后，医生看了小刘的检查结果没问题，就带着她做乳管镜检查了（图 14）。

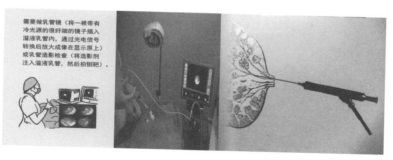

图 14　乳管镜检查示意图

下面是小刘跟大家分享自己做乳管镜的体验。

做好准备以后，医生会先让我自己挤一下乳房，看看溢液的大概位置。之后就躺在手术床上，消毒，盖上手术巾，医生和护士都很温和。刚进手术室的时候医生就跟我说会打麻药，但是前面探位置的时候可能会有点疼，后面检查的时候肯定就不疼了。躺下后医生会继续挤一下我的乳房，找到溢液的位置然后下探针。可是我躺下前还能挤出来，平躺之后医生却费了九牛二虎之力才找到溢液位置。确定了溢液位置以后，医生就下针了。说不疼肯定是不可能的，会疼，但是真的没那么疼，就和打针差不多，有点疼，有点胀。医生说这个针一般是眼科手术时用到的泪道探针。因为我躺下以后挤不出来溢液，医生就在大概位置探了三四次。当第一针扎下去之后，我就知道疼痛程度了，做到后面就没那么紧张了，护士也提醒我深呼吸，医生也说越紧张输乳管可能就会收缩，不利于检查，我就深呼吸，心想："也没那么疼，随便扎吧。"找到位置以后，医生会再往里探一些，找准乳管的走向，然后就放扩张针了，听医生说，基本就可以了，之后就开始放乳管镜，然后往里面推生理盐水冲洗。

乳管镜图像智能诊断系统经过采集图像并使用

数据库进行对比及分析，最终系统给出诊断报告提示：炎性病变，乳管未遭到破坏。

医生："你看图片上这些红色的输乳管都是有炎症的（图15），正常的乳管都是这种淡粉色的。幸亏发现得早，用生理盐水冲洗几次就好了。如果这种情况不及时处理的话，导管就会发生病变，最终发展成乳腺癌，那可就不是乳管镜和冲洗能解决的了。"

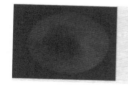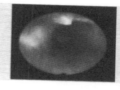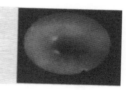

图 15　乳管镜下炎症表现

小刘："啊？这么严重！还好我及时就医了！不然后果不堪设想。"

医生："发现身体异常及时就医是对自己的健康负责。给你开一些口服药配合治疗，下周再来找我做乳管镜冲洗。"

小刘："谢谢医生，我自己在家上网搜索的时

一、医疗设备与呼吸系统疾病

二、医疗设备与心血管疾病

三、医疗设备与乳腺疾病

四、医疗设备与骨科疾病

五、医疗设备与临床麻醉

六、医疗设备与临床护理

七、人工智能与日常生活

候，还以为需要动手术呢，真是自己吓自己。"

医生叮嘱小刘平时要注意乳房的卫生，清淡饮食，规律作息。乳腺是一个情绪器官，经常心情不好乳腺就容易出问题，所以保持心情舒畅也很重要。

乳头溢液的常见病因有良性乳腺增生性疾病、感染性疾病、恶性肿瘤等。不久前，59岁的李阿姨到医院就诊，经常规乳腺彩超和钼靶检查，显示双侧乳腺 BI-RADS Ⅱ类，没有发现明显问题。但是李阿姨仍然惴惴不安，因为她的症状并不是常见的乳腺肿块或者疼痛，而是右侧乳头经常溢出黑红色液体。李阿姨认为自己乳腺肯定出了问题，但是彩超和钼靶检查都找不到问题的原因，这是怎么回事呢？

于是李阿姨来到了某三甲医院的乳腺外科。医生仔细询问了她的情况，并为她做了详细查体。在看过相关检查结果后，建议李阿姨做一次乳管镜检查。

医生："阿姨，乳头溢液的患者，尤其是您这种出现血性溢液的患者，一般是由乳管内出现病变所

一、医疗设备与呼吸系统疾病

二、医疗设备与心血管疾病

三、医疗设备与乳腺疾病

四、医疗设备与骨科疾病

五、医疗设备与临床麻醉

六、医疗设备与临床护理

七、人工智能与日常生活

导致。由于乳管本身特别细，通常乳管内发生的早期病变，常规检查手段是很难发现的。乳管镜检查就是用一个特别细的带镜头的针直接进到您的输乳管里面，这样可以更直观地观察里面的具体情况。"

李阿姨："那这个检查疼吗？我可怕疼啊。"

医生："会打麻药，刚开始探位置的时候可能会有一点点疼。您不用紧张，阿姨，我们的动作都很轻柔的。"

李阿姨："那行吧，给我做乳管镜吧。"

医生："阿姨，做乳管镜之前要做一些常规检查，结果没有异常才能做乳管镜。"

李阿姨的检查结果一切正常，医生准备完毕后开始给李阿姨做乳管镜检查。乳管镜图像智能诊断系统经过采集图像并与数据库进行对比及分析，最终系统给出诊断报告提示：未癌变导管内瘤。

医生："阿姨，您的管腔里面有个导管内瘤啊。"

李阿姨："啊？那我这是癌吗？要动手术吗？"

医生："这种暴露于管腔的导管内瘤，癌变发生的概率在 5% ~ 12%，早期会因为破坏乳管黏膜而导致出现血性溢液症状。是否手术取决于肿瘤的性质，如果肿瘤较小（小于1cm），没有不适症状，长时间肿瘤大小没有变化，且肿瘤分类没有升级表现，可以长期观察。如果乳腺导管瘤合并乳头溢液，特别是像您这种乳头溢血的情况，建议手术切除。您这个内瘤因为发现得早，还没有进展到癌，您也不用太担心。"

李阿姨："不是癌就好，做别的检查都看不出来，多亏了这个乳管镜，不然还不知道要什么时候才能发现呢！别看这东西小，还挺厉害。"

医生："乳管镜又叫电子乳腺纤维内窥镜，是目前乳头溢液病因诊断的首选手段。它是将一根超细光导纤维管插入到病变输乳管，通过微小内镜直接观察输乳管内发生的病变。由于这种微小内镜可以识别直径小至0.01mm的病变，分辨率明显高于其他影像学检查，因此可以准确查明乳头溢液的病因，细化手术适应证，精准定位病灶，以减少不必要的手术。在正常情况下，乳管镜检查属于无创检查手术。具有操作方便、无创伤性、患者痛苦小、较易插入等特点。而乳管镜图像智能诊断系统依托乳管镜本身可视化的特点，建立数据库，将采集到的图

一、
呼吸系统疾病
医疗设备与

二、
心血管疾病
医疗设备与

三、
乳腺疾病
医疗设备与

四、
骨科疾病
医疗设备与

五、
临床麻醉
医疗设备与

六、
临床护理
医疗设备与

七、
日常生活
人工智能与

像与大数据进行比对及分析病灶特点，最终给出诊断结论。这样大大提高诊断的准确性和效率，减少人为因素对诊断结果的影响，同时节约医疗资源和时间成本。"

李阿姨："现在这高科技是越来越厉害了。那我什么时候可以手术啊？"

医生："当然是越早越好啦，免得病情进展。"

李阿姨第二天办理了住院，并顺利完成手术，术后恢复良好。

结　语

通过以上案例可以发现，乳管镜图像智能诊断系统的应用在乳腺疾病确诊及治疗中发挥了至关重要的作用。

乳管镜图像智能诊断系统具有多方面的应用优势。首先，该系统通过直接观察乳腺内部情况，能够实现对乳腺疾病的早期筛查和诊断，帮助医生及时发现潜在问题，提高诊断准确性。其次，该系统还能够为医生提供定量化的乳腺内部结构数据，辅助医生制订个性化治疗方案。此外，乳管镜图像智能诊断系统还有助于指导手术操作，提高手术精准度，降低手术风险。总的来说，该系统不仅有助于提高乳腺疾病的早期发现率，还能够有效减少医疗误诊率，提高治疗效果。

随着乳管镜图像智能进入临床，为老百姓看病带来许多便利，为人们提供更加精准的诊疗。在乳管镜问世以前，乳头溢液患者最常用的手术方式为向乳腺导管中注入染料，术中根据乳腺组织的染色情况对局部乳腺组织进行切除，这种诊疗方式切除损伤范围大、病理学检查取材易遗漏等特点。乳管镜的应用为乳头溢液的病因提供了明确诊断，对于良性病变的患者，避免了盲目手术切除的干预方法，对于占位性病变的患者，可在乳管镜辅助下通过特定的活检工具取材，手术时也可根据病变情况进行选择性乳腺导管切除术，手术操作简便，创伤小，减轻患者痛苦及经济负担。生活中如果发现乳头溢液、乳房出现疼痛、红肿、破溃、肿块以及表面皮肤病变等情况，要及时就医，尽可能早期发现问题，将疾病扼杀在早期，这样预后才可观。

（孙国贵　戈艳蕾　张卫红　高　鹏　郭爱静）

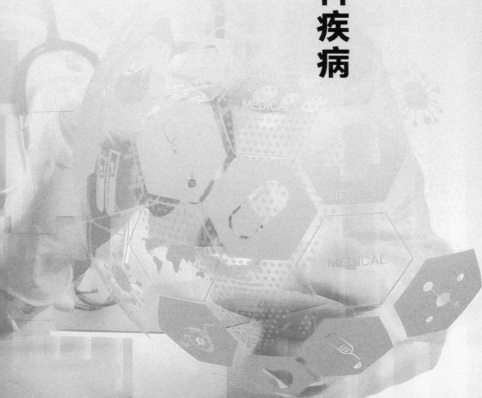

四／医疗设备与骨科疾病

医学既是一门科学，也是一门治疗的艺术。智能影像诊断设备，作为现代科技与医学的完美结合，正在逐步改变传统的疾病诊断模式。首先，智能影像诊断设备显著提高了诊断的准确性和效率；其次，智能影像诊断设备有助于降低医疗成本；最后，智能影像诊断设备为患者带来了更好的就医体验。随着智能医疗设备的发展与普及，采用尖端技术来协助和指导医生的智能医学正在使手术更加精确、高效和实用，使临床医生更快、更有效地进行复杂的手术，以解除病痛对患者的折磨。在骨科手术中，机器人辅助手术和手术导航构成了智能医学的主要部分。

案例背景

　　骨科手术是典型的硬组织操作手术，术式复杂多样，手术风险大，对医生的临床经验要求高，在传统手术条件下具有创伤大、辐射量高、手术时间长及术后恢复慢等问题。随着导航技术与机器人技术的不断创新与发展，骨科手术机器人成为推进精准、微创骨科治疗的核心设备与技术。将人工智能医疗设备与骨科手术机器人结合，使微创化、智能安全化、精准化与个性化疾病治疗成为可能，有效弥补了传统骨科手术的不足。

 # AI 辅助 3D 打印假体的髋部肿瘤精准治疗系统

张女士，52 岁，是一名人民教师，长期感觉髋部不适，近日加剧。初期为轻微疼痛，逐渐发展成行走困难，疼痛扩散至整个髋部区域，局部可触及隆起。去医院经过 X 线、CT、MRI 和生物标志物检测等检查，被初步诊断为髋部骨巨细胞瘤（图 16a）。接诊医生对张女士髋部的肿瘤进行了

一、医疗设备与呼吸系统疾病
二、医疗设备与心血管疾病
三、医疗设备与乳腺疾病
四、医疗设备与骨科疾病
五、医疗设备与临床麻醉
六、医疗设备与临床护理
七、人工智能与日常生活

详细的评估，肿瘤大小约 25cm，位于髋关节附近，影响到了股骨头和髋臼。由于手术涉及复杂的骨和软组织解剖结构，传统手术方法可能导致显著的功能损失。医生利用先进的图像识别和机器学习技术，AI 系统在分析张女士的影像资料时，能够识别出肿瘤的精确边界，分析其与周围组织的关系。此外，AI 系统还评估了肿瘤的生物学特性，预测其生长速度和侵犯潜力。接下来，手术专家团队与 AI 系统协作，根据肿瘤边界、切除范围以及健侧肢体外形，设计了一款符合张女士骨骼结构和生物力学需求的个性化 3D 打印假体（图 16b），接触部位采用多孔结构，适合骨长入，并通过 AI 系统模拟整个手术过程，优化切除路径，以减少对健康组织的损伤。

在手术中，AI 系统与导航机器人紧密协作，确保精确切除肿瘤，同时保护重要的血管和神经。在植入 3D 打印假体时，AI 系统辅助调整位置和角度，以实现最佳的机械和生物兼容性。手术后 AI 系统还可以根据手术结果和患者身体状况，制订个性化的康复计划。结合可穿戴设备和移动应用，实时监测张女士的康复进度，并根据反馈调整计划。

一、医疗设备与呼吸系统疾病

二、医疗设备与心血管疾病

三、医疗设备与乳腺疾病

四、医疗设备与骨科疾病

五、医疗设备与临床麻醉

六、医疗设备与临床护理

七、人工智能与日常生活

最终，张女士的肿瘤被成功切除，3D 打印假体稳定植入。术后 6 个月，逐渐恢复正常行走能力，定期拍摄 X 线片复查发现假体与骨边界存在骨长入，使假体与原有骨融合（图 16c）。

术后一年，通过功能性评估和定期检查，证实假体完全融合，张女士的髋部功能得到显著恢复。张女士重返教学工作，能够参与日常活动和轻度运动，生活质量得到一定保障。

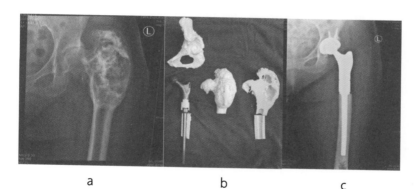

　　　　　a　　　　　　　　　b　　　　　　　c

图 16　AI 辅助 3D 打印假体的髋部肿瘤精准治疗系统

a. X 线片，左股骨近端巨大肿物伴骨质破坏；b. 术前采用 3D 打印技术规划；c. 术后影像显示假体位置良好，双下肢等长，患肢完美重建。

结　语

髋部巨大肿瘤的治疗是一个严峻的挑战。不仅因为髋部解剖结构复杂，大血管丰富，而且肿瘤病变对骨质的侵袭，会造成大量骨缺损，难以弥补修复，致使统治疗方法难以很好治疗病情，常需选择截肢的破坏性手术治疗，并且手术风险高，恢复周期长。所以，对于髋部巨大肿瘤，准确的诊断、定制化假体，精准的手术计划、术中导航和有效的术后恢复路径对提高患者的生存率和生活质量至关重要。通过张女士的案例，该系统证明了其在处理复杂骨科疾病中的高效性和可靠性。未来，这种结合AI分析、3D打印技术和精密手术的方法有望改变传统的骨科治疗方式，为更多类似病例提供个性化、精准的治疗方案，为更多患者带来希望。

（孙国贵　张卫红　甘俊清　郭爱静）

一、医疗设备与呼吸系统疾病

二、医疗设备与心血管疾病

三、医疗设备与乳腺疾病

四、医疗设备与骨科疾病

五、医疗设备与临床麻醉

六、医疗设备与临床护理

七、人工智能与日常生活

2 人工智能联合计算机导航手术治疗强直性脊柱炎重度复合畸形

　　小李是一名 33 岁的男性，长期患有强直性脊柱炎。自 13 岁确诊以来，病情逐年加重，最终发展成双侧髋关节屈曲位强直，伴随脊柱侧后凸融合，形成了严重的"剃刀背"畸形。由于这种复杂的髋 – 脊复合病变，小李的日常活动受到极大限制，行走困难，甚至无法进行平视和仰卧。

　　针对这种高度复杂的病例，医疗团队采取了多学科协作的方法，涉及脊柱、关节、麻醉、风湿免疫、营养、影像、康复和药剂科的专家。治疗策略的核心是利用最新的医疗技术，包括人工智能规划和计算机导航手术，来精确矫正脊柱和髋关节的畸形（图 17）。

　　首先使用 CT 扫描获取患者髋关节及脊柱的详细影像资料，继而利用软件进行三维重建，提供准确的脊柱、骨盆和髋关节结构图。然后通过 AI 软件分析三维重建数据，模拟股骨颈截骨位置、臼杯方

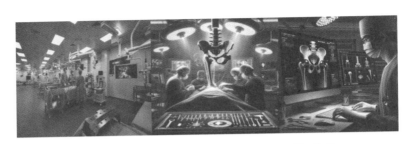

图 17　人工智能规划和计算机导航手术

位及大小，预测旋转中心高度和偏心距等关键参数。系统进行髋关节全面三维评估，精确规划假体植入的角度和位置，降低术后并发症的风险。根据 AI 规划的数据，使用软件进行脊柱矫形截骨的详细设计，确保术后脊柱的正确对线和平衡。计算机导航系统用于模拟手术过程，确保手术精确性。

　　手术过程分两期进行，一期手术为髋关节置换，在仰卧位下进行。计算机导航系统辅助进行股骨颈截骨和髋臼准备，根据 AI 预测的方位精确植入髋臼假体，确保假体的正确位置和角度，以获得良好的骨盆和髋关节对线。采取微创前方入路，减少组织损伤，促进术后快速恢复。二期手术为脊柱矫形，俯卧位下进行。置入 T10 至 S1 的椎弓根螺钉，并

一、医疗设备与呼吸系统疾病

二、医疗设备与心血管疾病

三、医疗设备与乳腺疾病

四、医疗设备与骨科疾病

五、医疗设备与临床麻醉

六、医疗设备与临床护理

七、人工智能与日常生活

进行椎体截骨和植骨。根据 AI 和计算机导航规划的数据，精确调整脊柱曲度，确保脊柱的稳定性和对线。通过联合运动电位和感觉电位监测，确保术中脊髓安全。

小李在术后的连续门诊随访中，进行了整体外观、负重情况、行走能力、影像学指标和关节功能评分的监测，小李术后身高和体重的显著变化，从 1.35 米增至 1.73 米，社交自信和生活质量的提高，表明手术取得了成功。详细的功能评分，如 Harris 评分和麦克马斯特大学骨关节炎指数、健康调查简表（SF-36）评分均显示了显著的改善。影像学测量数据显示髋臼和脊柱位置稳定，功能评分显著提高。

结　语

本案例展示了 AI 和计算机导航技术在复杂骨科手术中的应用，脊柱手术复杂而精细，手术过程中必须准备地识别和定位关节、骨骼、韧带、肌肉和神经等组织结构，同时还要考虑手术时间、出血量、创伤面积、患者耐受等因素。由于术野狭小，操作空间窄，对手术技术的要求非常高，此外，术中的关键操作，如植入物的定位、截骨、钻孔、切割韧带等对精准度有很高的要求，轻微的误差可能造成严重的并发症。AI和计算机导航技术通过精确的术前规划和术中导航，显著提高了手术的精确度和安全性。这种多学科、高科技的治疗方法为类似的复杂病例提供了一个有效的治疗方案，展现了现代医学在复杂疾病管理中的进步。

（孙国贵　戈艳蕾　霍永鑫　贾敬好）

 ## 智能影像诊断设备在肋骨骨折中的临床应用

　　随着科技的飞速发展，智能影像诊断设备在疾病诊断领域的应用日益广泛，成为医学界不可或缺的重要工具。这些设备利用人工智能和大数据分析技术，能够快速、准确地识别和分析医学影像，为医生提供有力的辅助诊断依据。

一、医疗设备与呼吸系统疾病

二、医疗设备与心血管疾病

三、医疗设备与乳腺疾病

四、医疗设备与骨科疾病

五、医疗设备与临床麻醉

六、医疗设备与临床护理

七、人工智能与日常生活

在现代社会中，交通事故频繁发生，往往导致患者受到各种不同程度的伤害。而在这些伤害中，骨折是一种常见且具有潜在严重性的损伤。尤其是在初步检查中未能明显发现的细微骨折，更是对患者的健康构成了严重威胁。因此，准确、及时地识别细微骨折，对于患者的治疗和康复至关重要。

张先生，58 岁，因一场突如其来的交通事故导致胸部受伤。事发后，他被紧急送往附近的医院进行救治。在初步的检查中，医生为他进行了 X 线检查，这是骨折诊断中最常用且快捷的影像学检查方法。X 线检查的结果显示，张先生胸部不存在明显的骨折线。尽管如此，张先生仍然感到胸部剧烈的疼痛，这种疼痛让他难以忍受，甚至影响了他的正常呼吸。医生意识到，张先生的症状与初步的 X 线检查结果并不完全吻合，可能存在某种潜在的问题。

为了进一步确诊张先生的病情，医生决定为他进行更为精确的胸部 CT 扫描。CT 扫描是一种通过 X 线旋转扫描人体部位，并利用计算机技术重建图像的影像学检查方法（图 18）。与 X 线相比，CT 扫描能够提供更为详细、立体的图像信息，有助于发

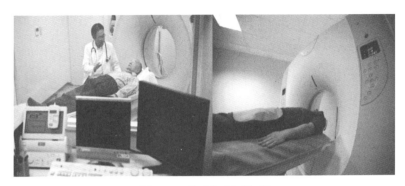

图 18　胸部 CT 检查

现细微的病变。然而，即使是 CT 扫描，其图像也是由大量的像素组成，需要经验丰富的医生仔细观察和分析才能发现细微的骨折线。为了提高诊断的准确性和效率，医生将张先生的 CT 影像传送到了智能影像诊断系统。

　　这套智能影像诊断系统基于深度学习算法和大数据分析技术，能够自动处理和分析医学影像，并提供准确的诊断结果。系统接收了张先生的 CT 影像后，立即开始了高速运算和图像分析。通过高分辨率图像处理技术，智能系统对张先生的 CT 影像进行了逐层扫描和像素级分析。在这个过程中，系统准确地检测到了张先生肋骨的细微骨折线。这些骨折线在原始的 CT 影像中几乎难以察觉，但在智能系统的处理下却清晰可见。除了准确检测到骨折线外，智能系统还自动标注出了骨折的具体位置，并为医生提供了三维重建的图像。这些信息为医生制订治疗方案提供了有力的依据。根据智能系统的诊断结果，医生为张先生制订了相应的治疗方案。首先，为了稳定骨折部位并减轻疼痛，先进行胸带固定。这种固定方法能够有效地限制胸部的活动，防止骨折进一步移位或损伤周围组织。其次，为了缓解张先生的疼痛，医生还为他开具了止痛药物。这些药物能够有效地减轻疼痛，帮助张先生渡过治疗初期的难关。经过一段时间的治疗和康复，张先生的疼痛逐渐缓解，胸部的功能也逐渐恢复。

回顾这个案例，通过智能影像诊断系统的准确性和高效性，医生才能准确地识别出张先生胸部的细微骨折，并制订出有效的治疗方案。这不仅避免了病情的误诊或漏诊，也为张先生的康复奠定了坚实的基础。同时，这个案例也再次强调了识别细微骨折的重要性。对交通事故等外伤患者来说，细微骨折往往难以察觉，但却可能对患者的健康造成长

一、医疗设备与呼吸系统疾病

二、医疗设备与心血管疾病

三、医疗设备与乳腺疾病

四、医疗设备与骨科疾病

五、医疗设备与临床麻醉

六、医疗设备与临床护理

七、人工智能与日常生活

期影响。因此，我们应该充分利用现代科技手段，提高细微骨折的识别率和诊断准确性，为患者的健康和康复保驾护航。

结　语

回顾这个案例，通过智能影像诊断系统的准确性和高效性，医生才能准确地识别出张先生胸部的细微骨折，并制订出有效的治疗方案。这不仅避免了病情的误诊或漏诊，也为张先生的康复奠定了坚实的基础。同时，这个案例也再次强调了识别细微骨折的重要性。对交通事故等外伤患者来说，细微骨折往往难以察觉，但却可能对患者的健康造成长期影响。因此，我们应该充分利用现代科技手段，提高细微骨折的识别率和准确性，为患者的健康和康复保驾护航。

人工智能分析不仅满足了医疗诊断的需求，更通过进行个性化设计，使得疾病的诊疗方案更符合患者的实际情况，满足个性化诊疗需求，为患者带来更好地治疗体验。近年来，智能影像诊断设备（图19）不断取得突破，深度学习算法的优化使得

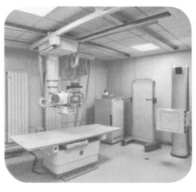
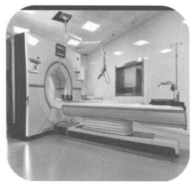
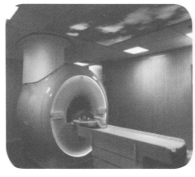
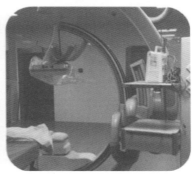

图 19　智能影像诊断设备

设备的诊断准确率大幅提升。此外，随着云计算和 5G 技术的普及，远程影像诊断成为现实，使得优质医疗资源得以跨地域共享，将优质的诊疗能力带到老百姓身边，全面构建有效且可持续性的健康医疗服务。

一、医疗设备与呼吸系统疾病

二、医疗设备与心血管疾病

三、医疗设备与乳腺疾病

四、医疗设备与骨科疾病

五、医疗设备与临床麻醉

六、医疗设备与临床护理

七、人工智能与日常生活

随着人工智能技术的不断发展和医学影像数据的日益丰富，智能影像诊断设备的性能将进一步提升。它们将能够识别更多种类的疾病，为医生提供更加全面和准确的诊断信息。这将使得医生在制订治疗方案时更加有针对性和科学性，从而提高治疗效果和患者的生存质量。

同时，随着远程医疗和互联网医疗的普及，智能影像诊断设备将实现跨地域、跨医院的广泛应用。这将打破地域限制，使得更多人能够享受到高质量的医疗服务。无论是在城市还是农村，无论是大医院还是小诊所，只要有智能影像诊断设备的支持，就能够实现高质量的医学影像诊断。

总之，智能影像诊断设备的应用价值和前景不可估量。它们正在逐步改变传统的疾病诊断模式，为医疗领域带来深刻的变革。我们有理由相信，在未来的日子里，智能影像诊断设备将为人类健康事业做出更大的贡献。

（孙国贵　戈艳蕾　赵雅宁　聂怀勇）

五

医疗设备与临床麻醉

引 言

众所周知，智能医疗设备在医疗器械行业中的作用日益重要，通过结合先进技术和医疗专业知识，为患者提供了更便捷、准确的医疗服务。智能医疗设备不仅可以提升患者的临床麻醉管理过程的舒适度，还为医生提供更精准的麻醉事件鉴别和处理方案。在未来，随着技术的不断完善和创新，智能医疗设备将在医疗健康领域发挥更大的作用。

案例背景

智能医疗设备在临床麻醉中发挥了重要作用（图20）。它们不仅提高了术中监测的准确性，还为医生提供参考性高的监测数据，从而能够为患者制订更为个性化的麻醉管理方案。在这个过程中，患者的麻醉管理措施增加，麻醉管理质量也得到了显著提高，为患者带来更好的安全保障。

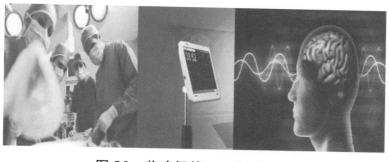

图 20　临床智能 BIS 监测设备

一、医疗设备与呼吸系统疾病

二、医疗设备与心血管疾病

三、医疗设备与乳腺疾病

四、医疗设备与骨科疾病

五、医疗设备与临床麻醉

六、医疗设备与临床护理

七、人工智能与日常生活

1 术前麻醉心慌张，BIS 系统辅助监测

小张，25 岁，是一名写字楼里的白领，日常工作经常加班，工作繁忙，常常过度劳累状态，平时的一日三餐不规律，也经常暴饮暴食。

某一天晚上加班时，小张和同事们在商讨工作方案，突然感觉肚子疼得厉害，自言自语道："奇怪，今天肚子疼得有点厉害。"

王同事问道："小张，你看着脸色不太好，哪里不舒服吗？"

小张："是啊，王姐，我肚子有些疼，原来也疼过，但是今天好像更严重些。没事，我多喝些温水，也许过一会就没事了。谢谢你啊！"

高同事说："你晚上点的外卖那么辣，又喝冰饮料，估计胃肠道不适应了。"

面对同事的关心，小张心想，我平时也吃辣的、喝冰的，不都好好的，我这么年轻，肯定一会就好了，就对同事说："不至于的，我饮食习惯一直这样，没事的，多谢提醒。"

加班结束后，小张回到住处，感觉肚子仍然隐隐作痛，心里不禁也有些害怕。洗漱完后，躺在床上，小张感觉除了肚子右下角位置疼得厉害起来，好像自己还有些发热。越想越害怕的她，最后请同住的室友陪同一起去了附近医院急诊科。

急诊科的接诊医生详细问诊并做了相关体格检查，医生问："原来肚子有没有疼过？"

小张说："疼过几次，这次疼得厉害些，而且持续时间长，但是以前肚子疼时没有发热。"

急诊科医生说："结合你说的情况，加上你今天

一、医疗设备与呼吸系统疾病

二、医疗设备与心血管疾病

三、医疗设备与乳腺疾病

四、医疗设备与骨科疾病

五、医疗设备与临床麻醉

六、医疗设备与临床护理

七、人工智能与日常生活

的饮食，建议你先去做个血常规和腹部超声，很可能是急性阑尾炎。"

做完超声，医师结合报告评估她确实是阑尾炎，炎症较重，且目前体温升高，建议她手术切除。

听到医生的建议，小张这才意识到问题的严重性，忙问道："我怎么就得了阑尾炎了呢？"医生认真地跟她解释了阑尾炎的发生机制，并告诉她不良的饮食习惯是非常容易诱发阑尾炎的。

小张想到自己平常生活不规律，还暴饮暴食，这才得了阑尾炎，于是接受了手术的建议。

但是她很害怕做手术，就问："那做手术疼吗？"医生回答她，现在都是微创手术，在全身麻醉下进行，对患者来说就像睡了一觉。

小张追问："那我会不会睡着睡着突然醒来？或者能知道手术过程？"

医生连忙解释道："不会的，你说的这种情况，从医学专业上来说叫'术中知晓'。放心吧，在手术过程中，麻醉医生会全程看着你，他们有专业的监护仪、麻醉机以及高级的麻醉深度监测（图21），避免术中知晓。"

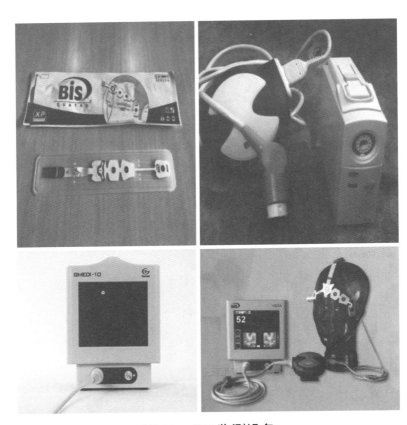

图 21　BIS 监测设备

　　医生继续说："现在技术这么发达，术中麻醉深度是有监测的，麻醉医师会在你的额头贴上一个BIS 片，保证你睡得舒适，同时术中生命体征平稳。"

　　小张："BIS？是什么东西？没听说过啊？我不

一、
医疗设备与
呼吸系统疾病

二、
医疗设备与
心血管疾病

三、
医疗设备与
乳腺疾病

四、
医疗设备与
骨科疾病

五、
医疗设备与
临床麻醉

六、
医疗设备与
临床护理

七、
人工智能与
日常生活

太清楚。你能给我简单介绍一下吗？"

医生："当然可以。BIS，就是脑电双频指数，是一种通过监测患者的脑电波来判断其意识水平的技术，能够帮助医生在手术过程中实时了解患者的意识状态，从而调整麻醉药物的用量，确保患者在适当的镇静状态下接受手术。"

小张："听起来很神奇啊。那么 BIS 是如何预防术中知晓的呢？"

医生："BIS 通过实时监测患者的脑电波，能够及时发现患者意识状态的变化。如果患者的 BIS 值突然上升，说明他们的意识正在逐渐恢复，此时医生就可以及时调整麻醉药物的用量，避免患者出现术中知晓的情况。"

小张："这种方式真的很有效吗？有没有一些实际案例呀？"

医生："有很多研究都表明，使用 BIS 监测技术可以显著降低术中知晓的发生率。例如，有一项研究发现，在使用 BIS 监测技术的情况下，术中知晓的发生率仅为 0.2%，而没有使用 BIS 监测技术的情况下，发生率则高达 1.3%。这说明 BIS 监测技术在预防术中知晓方面确实起到了很大的作用。"

小张："听起来非常有用。除了预防术中知晓外，BIS 监测技术还有其他优点吗？"

医生："当然。首先，BIS 监测技术是一种无创监测方法，不会对患者造成任何伤害。其次，由于它能够实时监测患者的意识状态，医生可以根据 BIS 值的变化来调整麻醉药物的用量，从而避免药物过量或不足导致的并发症。此外，BIS 监测技术还可以为医生提供连续的、量化的意识状态信息，帮助他们更好地了解患者的麻醉深度和需求。"

小张："这么说来，BIS 监测技术是一项非常先进的医学技术啊。"

医生："是的，虽然 BIS 监测技术在预防术中知晓方面有着显著的效果，但它也有一些局限性。比如，BIS 值的变化可能受到多种因素的影响，如患者的年龄、基础疾病、手术类型等。因此，在应用 BIS 监测技术时，医生需要充分考虑这些因素，以提高监测的准确性。"

小张："明白了。那么在使用 BIS 监测技术时，医生需要注意些什么呢？"

一、医疗设备与呼吸系统疾病

二、医疗设备与心血管疾病

三、医疗设备与乳腺疾病

四、医疗设备与骨科疾病

五、医疗设备与临床麻醉

六、医疗设备与临床护理

七、人工智能与日常生活

医生："首先，医生需要确保 BIS 监测设备的准确性和可靠性，定期进行维护和校准。其次，医生需要熟悉 BIS 值的正常范围和变化趋势，以便及时发现并处理可能出现的异常情况。此外，医生还需要结合其他监测手段，如心电图、血压等，全面评估患者的生理状态。"

小张："听起来使用 BIS 监测技术需要一定的专业知识和经验啊。"

医生："是的。因此，在实际应用中，医生需要不断学习和提高自己的技能水平，以确保能够准确地解读 BIS 值并做出正确的决策。"

小张："谢谢您给我介绍了这么多关于 BIS 监测技术的知识。现在我对这项技术有了更深入的了解，也更加相信它在预防术中知晓方面的作用了。"

医生："不客气！希望这些信息能够更好地帮助你更好地了解 BIS 监测技术。如果你还有其他问题或需要更多信息，都可以问我。"

小张："好的，我已经很明白了，现在不再恐惧手术了。医生，谢谢您解释得这么详细清楚！"

听了医生的解释，小张紧张的情绪终于慢慢放松下来。医生建议小张，尽早手术，同时提醒她以后一定要养成良好的饮食习惯，保护好自己的身体。

结　语

临床麻醉管理中，麻醉深度监测是非常重要的，传统做法可以通过多种方式进行，通常在麻醉后，医生会观察患者的意识状态，通过观察患者的心跳、呼吸、血压等情况来判断患者的麻醉深度，同时也通过监测心电图或心率的方式判断麻醉深度。麻醉深度监测对于提高麻醉质量、保障患者围术期的安全与康复具有重要意义。

随着技术进步，BIS 监测技术使麻醉深度可视化，易于掌控，麻醉深度监测对于提高麻醉质量、保障患者围术期的安全与康复具有重要意义，通过 BIS 监测，可能达到最佳麻醉深度，大大降低了患者术中知晓和术后烦躁的发生率，避免患者中途意识清醒情况的发生，同时可减少长时间大脑抑制导致的术后中枢神经系统并发症，切实为患者提供更好的安全保障，确保手术患者的安全和舒适。目前 BIS 监测仪已被用于监测临床麻醉患者的麻醉深度和镇静。但是，医生的专业知识和经验在临床麻醉管理中仍然具有不可替代的价值。因此，未来的医疗体系需要更加注重医生和技术的结合，充分发挥各自的优势，以实现更高效、更精准的麻醉管理。

2 三高人士血管窄，脑氧饱和度监测守护健康

李阿姨是纺织厂的一位退休工人，性格开朗，乐于助人，平时爱吃肉、爱吃甜食，儿女们经常提醒她，年纪大了，要尽量清淡饮食。但李阿姨觉得自己年轻的时候，条件不好，现在生活条件好了，能吃好一点，自己也开心，因此从不节制自己的饮食。日复一日，李阿姨越来越胖，慢慢变成了"三高"人士，但她仍然不以为意。平时也不规律监测血压、血糖，就是大大咧咧、开开心心地生活。

今年冬季，李阿姨觉得天气寒冷，越发不爱出

一、医疗设备与呼吸系统疾病

二、医疗设备与心血管疾病

三、医疗设备与乳腺疾病

四、医疗设备与骨科疾病

五、医疗设备与临床麻醉

六、医疗设备与临床护理

七、人工智能与日常生活

去活动，连每天饭后的散步活动也取消了。日常生活就是吃饭、睡觉、看电视，每天的活动量非常小。儿女们看着妈妈越来越胖，不免愈发担心。

某天，李阿姨在吃饭后，突然觉得头很晕，难受得起不来，把老伴吓坏了，急忙把她搀扶到沙发上休息。然后马上给子女打电话，着急地招呼他们回家，看看到底怎么回事。

子女们着急地赶到家中，看到李阿姨躺在沙发上，脸色很差，很是担心，忙说去医院看一看吧。

李阿姨还倔强地说："不去不去，没什么大问题，躺一阵子就缓过来了。"子女们拗不过阿姨，最后只好作罢，没去医院。子女们叮嘱她要清淡饮食，规律作息，阿姨也是应付着答应下来。过后依然我行我素。

又过了些日子，李阿姨再次觉得头晕，这次没那么幸运，直接摔倒了，磕伤了额头。子女们第一时间把她送到了医院急诊科。

医生接诊后详细地询问了过程，建议她去做一个头颅 CT 和颈部血管超声。医生告诉他们，鉴于李阿姨有"三高"及日常饮食不规律，考虑颅内血供不足。

等到结果出来，医生告诉他们，额头只是轻微擦伤，不需要特殊处理，颅内也没有出血，但是颈部血管超声提示李阿姨颈部血管狭窄较严重。医生继续解释道，颈部血管是给大脑供血的，李阿姨头晕的原因很可能是 TIA。

子女们问："什么是 TIA？医生，很严重吗？"

面对众人的不解，医生解释道："阿姨这种情况，临床称为 TIA。TIA 指短暂性脑缺血发作，是神经内科常见疾病，是指在颈动脉或椎－基底动脉系统发生短暂性血液供应不足，引起局灶性脑缺血导致突发的、短暂性、可逆性神经功能障碍。发作持续数分钟，通常在 30 分钟内完全恢复，超过 2 小时常遗留轻微神经功能缺损表现或 CT 及 MRI 影像学改变。"

阿姨想想，以前头晕发作，确实歇歇可以缓解，自己也没觉得是严重的疾病。

李阿姨的老伴问："那是什么原因导致的呢？"

医生："TIA 的病因尚不完全清楚，通常认为是由动脉粥样硬化、动脉炎、血液成分异常、血流动

一、医疗设备与呼吸系统疾病

二、医疗设备与心血管疾病

三、医疗设备与乳腺疾病

四、医疗设备与骨科疾病

五、医疗设备与临床麻醉

六、医疗设备与临床护理

七、人工智能与日常生活

力学改变等多种因素相互作用的结果。吸烟、高血压、糖尿病、高血脂等是导致 TIA 的危险因素。TIA 具有反复发作的特点，如果不及时治疗，容易发展为脑梗死，影响患者的生活质量和健康状况。"

医生的解释让子女们心生畏惧，知道了疾病的严重性，忙问道："医生，我妈这病下一步怎么办？"

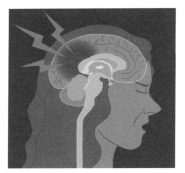

医生："阿姨血管狭窄的程度挺严重的，可能需要外科手术干预，把颈部血管窄的地方处理掉，避免以后严重脑梗等发生（图 22）。"

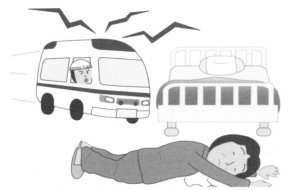

图 22　脑缺血发作模拟图

一、
医疗设备与
呼吸系统疾病

二、
医疗设备与
心血管疾病

三、
医疗设备与
乳腺疾病

四、
医疗设备与
骨科疾病

五、
医疗设备与
临床麻醉

六、
医疗设备与
临床护理

七、
人工智能与
日常生活

李阿姨说："我可不想手术啊，万一术中出血或者血供不好，那岂不是更麻烦？"

医生说："这种情况不干预肯定是不行了，频频头晕已经是很危险了。再说，目前手术水平进步了，麻醉也是全身麻醉，手术舒适度还是很高的。"

李阿姨的子女们同样也担心手术时发生特殊情况。

医生："这次需要做的是颈动脉内膜剥脱术，是一种针对颈动脉狭窄的常见手术。"

李阿姨："我倒是听说过，老同事好像做的就是这手术。当时听说是为了改善血液循环，减少卒中风险。"

医生："没错，颈动脉内膜剥脱术可以有效地去除颈动脉内的斑块，从而改善大脑的血液供应。不过，这种手术涉及暂时阻断颈动脉血流，因此存在一定的风险。为了确保手术的安全性，我们通常会使用脑氧饱和度监测。"

李阿姨："脑氧饱和度监测？这是什么技术，它能起到什么作用？"

医生："脑氧饱和度监测（图 23）是一种无创

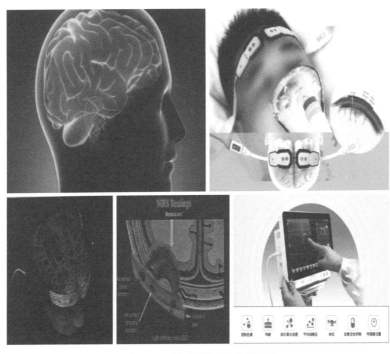

图 23　脑氧饱和度监测

的监测方法，通过测量大脑中氧合血红蛋白和还原血红蛋白的比例，来反映脑组织的氧合状态。在颈动脉内膜剥脱术中，脑氧饱和度监测可以帮助我们实时了解大脑的氧气供应情况，确保在手术过程中大脑不会出现缺氧。"

　　李阿姨："听起来很神奇，那么这个监测是如何进行的呢？"

医生："脑氧饱和度监测通常是通过将传感器放置在患者的额头或太阳穴附近来。这些传感器会发出特定波长的光，穿过皮肤和组织，然后测量反射回来的光强度。通过分析这些光信号，我们可以计算出大脑中氧合血红蛋白和还原血红蛋白的比例，从而得到脑氧饱和度的数值（图 24）。"

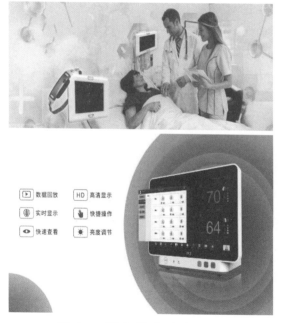

图 24　脑氧饱和度监测仪

一、医疗设备与呼吸系统疾病

二、医疗设备与心血管疾病

三、医疗设备与乳腺疾病

四、医疗设备与骨科疾病

五、医疗设备与临床麻醉

六、医疗设备与临床护理

七、人工智能与日常生活

李阿姨："这个数值有什么意义呢？"

医生："脑氧饱和度数值可以反映大脑组织的氧合状态。正常情况下，脑氧饱和度应该维持在一个相对稳定的范围内。如果脑氧饱和度下降，意味着大脑的氧气供应不足，这可能会导致患者出现头痛、恶心、呕吐等症状，严重时甚至可能导致卒中等并发症。"

李阿姨："那么，在手术过程中，医生是如何利用这个监测结果的呢？"

医生："在手术过程中，我们会持续监测脑氧饱和度的变化。如果发现脑氧饱和度下降，我们会立即调整手术方案，比如增加麻醉药物的用量、调整手术的角度或时间等，以确保大脑的氧气供应不受影响。这样，我们可以最大限度地减少手术带来的风险，保障患者的安全。"

李阿姨："原来如此，这个监测技术真的很重要啊。"

医生："是的，脑氧饱和度监测在颈动脉内膜剥脱术中已经成为一种常规应用。除了颈动脉内膜剥脱术外，这项技术还广泛应用于其他涉及大脑缺氧

一、医疗设备与呼吸系统疾病

二、医疗设备与心血管疾病

三、医疗设备与乳腺疾病

四、医疗设备与骨科疾病

五、医疗设备与临床麻醉

六、医疗设备与临床护理

七、人工智能与日常生活

风险的手术中，如心脏手术、颅脑手术等。"

李阿姨："听你这么说，我对这个技术充满了信心。相信有了它的帮助，我的手术一定会顺利完成的。"

医生："没错，脑氧饱和度监测技术确实为我们的手术提供了很大的帮助。不过，我也要提醒你，虽然这项技术很重要，但它并不能完全保证手术的成功。手术的成功还需要依赖于医生的专业技术、患者的身体状况以及其他因素。"

李阿姨："我明白，我会全力配合医生的手术，保持良好的心态。我相信在医生和技术的双重保障下，这次手术能够顺利完成。"

医生："很好，保持积极的心态对手术的成功也非常重要。在手术过程中，我会时刻关注脑氧饱和度的变化，确保你的大脑得到充足的氧气供应。同时，我也会根据你的身体状况和手术进展来调整手术方案，确保手术的安全性和效果。"

李阿姨："非常感谢你的耐心解释，我对手术充满了信心，也对医生团队充满了信任。"

结　语

临床麻醉管理中注重各器官的血流灌注，减少相关并发症，脑功能的监测尤为重要。随着智能技术发展，术中颅脑血供状况通过脑氧饱和度监测仪也是可以实时监测的。脑氧饱和度监测仪对一些患有缺血性脑血管疾病、颅内肿瘤、颅脑外伤等疾病的患者，以及需要进行麻醉手术的患者，进行脑氧饱和度监测可以帮助医生及时了解患者的脑部氧供情况，对神经系统疾病手术或术中监测脑部状况有一定的指导意义，能够为医生提供决策依据，为患者提供更严密、更高质量的监护，从而有助于减少慢性神经系统后遗症的发生，提高治疗效果。

（孙国贵　戈艳蕾　赵亚婷　张卫红　付爱双）

六 / 医疗设备与临床护理

引　言

　　在当今社会，由于人口老龄化的加剧、医疗资源紧张、慢性疾病管理需求增加、科技创新与政策支持以及患者体验需求的增加等因素，智能护理设备的需求不断上升。这些设备通过集成先进的传感器、算法和数据分析技术，不仅提高了临床护理的效率，还极大地改善了患者的护理体验。智能护理设备在临床护理中的应用，标志着医疗护理模式从传统向现代的转型。它们能够实时监测患者的生理参数，如心率、血压、血糖等，并通过无线传输技术将数据实时反馈给医护人员，使医护人员能够迅速做出反应，确保患者的安全。

案例背景

　　随着物联网、人工智能等技术的飞速发展，智能护理设备逐渐成为现实，并在临床护理中发挥着越

一、医疗设备与呼吸系统疾病

二、医疗设备与心血管疾病

三、医疗设备与乳腺疾病

四、医疗设备与骨科疾病

五、医疗设备与临床麻醉

六、医疗设备与临床护理

七、人工智能与日常生活

来越重要的作用。智能床作为智能护理设备的重要组成部分，通过内置传感器和算法，能够实时监测患者的睡眠状态、体位变化等信息，为医护人员提供患者的全面健康数据。智能呼吸肺监测仪是一款能够实时监测人体呼吸状况的高科技设备。它采用了先进的传感器技术和数据分析算法，能够准确地测量呼吸频率、呼吸深度、呼吸音以及血氧饱和度等关键指标。大小便智能护理机器人集成了自动感应、清洁、烘干等多项功能，能够迅速而准确地完成大小便的处理工作。智能护理设备在提高护理质量、减轻护理人员工作负担、提供个性化护理、改善患者体验以及辅助医疗诊断和治疗等方面发挥着重要作用。

1 智能床，监测强；卧床者，睡得香

在一个秋日清晨，王大爷因为一场突如其来的车祸被紧急送往了医院。躺在病床上，王大爷的心

情有些沉重。他知道，接下来的日子里，他将要与这张床为伴，度过一段漫长的治疗时光。

幸运的是，王大爷所在的医院使用的是一款新型的智能床（图 25）。这款床不仅外观现代，而且功能齐全，尤其是它具有的患者自主调节功能与监测功能，给王大爷带来了极大的便利和安心。

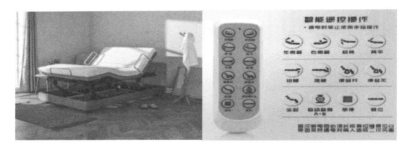

图 25　新型智能床

王大爷躺在智能床上，首先被其舒适的床垫所吸引。他通过床边的智能控制面板，根据自己的身高、体重和喜好，将床垫调节到了最适合自己的硬度和倾斜角度。这种个性化的调整让王大爷感到舒适。在接下来的日子里，王大爷逐渐熟悉了智能床的其他自主调节功能。他可以通过控制面板轻松调整床的高度。此外，智能床还配备了多种按摩程序，王大爷可以根据自己的需求选择合适的按摩模式，缓解肌肉的疲劳和紧张。这些自主调节功能不仅让王大爷在住院期间得到了更好的照顾和关怀，生活质量也提高了。他不再担心会因为睡姿不当而导致伤口疼痛，也不再担心会因为长时间卧床而出现身体不适。他享受着智能床带来的舒适和便利，积极配合医生的治疗方案，努力恢复健康。

除了自主调节功能外，智能床的监测功能也让王大爷倍感安心。这款床能够实时监测他的生命体征，包括心率、血压、呼吸等，并将数据实时显示在床边的显示屏上。王大爷可以通过显示屏随时查看自己的生命体征数据，了解自己的身体状况。

有一次，王大爷在午后小憩时，智能床的监测功能突然发出了警报。他赶紧查看显示屏，发现自己的心率异常升高。王大爷立刻按下了床边的紧急呼叫按钮，医护人员迅速赶到病房进行处理。经过及时的救治，王大爷的病情得到了有效控制。他感慨万分，多亏了智能床的监测功能，及时发现了他的异常状况，保障了他的生命安全。

一、医疗设备与呼吸系统疾病

二、医疗设备与心血管疾病

三、医疗设备与乳腺疾病

四、医疗设备与骨科疾病

五、医疗设备与临床麻醉

六、医疗设备与临床护理

七、人工智能与日常生活

　　随着身体状况的好转，王大爷终于迎来了出院的日子，现在，他将回到家中，继续他的康复之旅。为了帮助王大爷更好地进行康复，他的家人特意为他准备了一款智能床，让王大爷在家中也能享受到专业的康复护理。

　　这款床配备了多种康复模式，可以根据不同的康复需求进行调整。王大爷在医生的建议下，选择了适合他的康复模式。每天，他都会按照医生制订的康复计划，在智能床上进行康复训练。智能床配备有背部升降功能，王大爷通过控制智能面板使床背框在 0 ～ 75°范围内升降。这一功能不仅方便王大爷起床，也帮助他在床上保持一个更舒适的坐姿。腿部升降功能帮助王大爷进行腿部舒展活动。通过控制智能面板调节腿部升降摇杆，王大爷可以实现屈腿、抬腿等动作，这不仅增强了卧床的舒适度，还有助于提高腿部的灵活性和力量。对于卧床的王大爷来说，这一功能尤为重要，它可以有效预防肌肉萎缩和静脉血栓的形成。此外，该智能床还具备模拟健康人翻身的功能，这一功能可以帮助王大爷进行全身的活动，提高身体的柔韧性和协调性。有了这款智能床的帮助，王大爷的康复效果十分理想。

除此之外，智能床还能监测王大爷的睡眠状况。它会记录他的睡眠时长、睡眠深度和翻身次数，这些数据对于评估王大爷的健康状况非常有帮助。

让王大爷更加感动的是，智能床还具备数据上报功能。每天晚上，智能床会自动将王大爷的各项监测数据上传到管理系统中，而王大爷的儿女们，只需要登录一个特定的手机应用，就能实时查看父亲的身体状况。

这样一来，即使工作忙碌，王大爷的儿女们也能时刻了解父亲的健康状况。王大爷对这张多功能床赞不绝口："这张床真是太好了！它就像我的私人医生一样，时刻关注着我的身体状况。而且，它还能让我和儿女们保持更紧密的联系，让他们更加放心。这真是我晚年生活中最实用的物品！"

结　语

在医疗科技的进步下，智能床已经不再是简单的睡眠工具，而是成为卧床患者康复过程中的得力助手。其多功能性和智能化设计，不仅极大地提升了患者的

一、医疗设备与呼吸系统疾病

二、医疗设备与心血管疾病

三、医疗设备与乳腺疾病

四、医疗设备与骨科疾病

五、医疗设备与临床麻醉

六、医疗设备与临床护理

七、人工智能与日常生活

生活质量，还在康复领域发挥着不可或缺的作用。

　　智能床的出现，为卧床患者带来了前所未有的舒适体验。其个性化的调节功能，如调整床垫的硬度和倾斜角度，使得患者能够根据自己的喜好和身体状况找到最佳的睡姿。这不仅有助于减轻身体的疼痛和不适，还能有效预防因长时间卧床而产生的并发症。更重要的是，智能床在康复领域的应用已经越来越广泛。其内置的监测功能能够实时收集患者的生命体征数据，如心率、血压和呼吸频率等，为医生提供准确的健康信息，帮助他们制订更加个性化的康复计划。此外，智能床还能模拟健康人的翻身过程，帮助患者锻炼身体的柔韧性和协调性，促进身体的恢复。

　　智能床的出现，不仅是医疗科技的进步，更是对卧床患者关怀的具体体现。它让患者在康复过程中感受到了更多的温暖和支持，也让他们对未来充满了信心和期待。随着技术的不断进步和应用的深入，我们有理由相信，智能床将在未来的医疗领域发挥更加重要的作用，为更多的卧床患者带来福音。

（孙国贵　张卫红　戈艳蕾　霍永鑫）

一、
呼吸系统疾病
医疗设备与

二、
心血管疾病
医疗设备与

三、
乳腺疾病
医疗设备与

四、
骨科疾病
医疗设备与

五、
临床麻醉
医疗设备与

六、
临床护理
医疗设备与

七、
日常生活
人工智能与

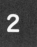

2 智能肺检，呼吸通畅；数据精准，健康无忧

李先生是一位资深的登山爱好者，喜欢挑战各种高难度的山峰。然而，随着年龄的增长，他渐渐感觉到自己的呼吸不如以前那么有力，尤其是在高海拔地区，经常会出现气喘吁吁的情况。为了确保自己的健康和安全，李先生决定购买一款智能呼吸肺监测仪。

在一次攀登海拔 5 000 米的山峰时，李先生开始使用这款智能呼吸肺监测仪（图 26）。在攀登过程中，他通过监测仪实时观察自己的呼吸频率和呼

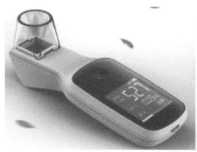 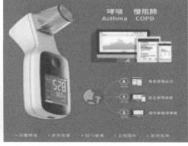

图 26　智能呼吸肺监测仪

吸深度。当攀登到高海拔区域时，他发现自己的呼吸频率明显加快，呼吸深度也有所变浅。这些数据让他意识到自己的身体正在适应缺氧的环境，需要更加谨慎地前行。

除了呼吸频率和深度，智能呼吸肺监测仪还能够监测呼吸音。在攀登过程中，李先生突然听到监测仪发出的声音提示。他立刻停下来，通过监测仪的显示屏查看呼吸音波形图。他发现波形图上出现了一些不规则的波动，这可能是肺部出现问题的信号。于是，他迅速采取了措施，下撤到较低海拔的地方，并联系了救援队伍。

在等待救援的过程中，李先生又使用了智能呼吸肺监测仪的血氧饱和度监测功能，发现自己的血氧饱和度有所下降。他知道这是高海拔缺氧的正常反应，但有了这些数据，他能够更准确地判断自己的身体状况，避免出现更严重的后果。

最后，当李先生安全返回家中时，他通过智能呼吸肺监测仪的数据记录和分析功能，详细回顾了这次攀登过程中的呼吸数据。他发现自己的呼吸状况在高海拔地区确实存在一些问题，需要更加注意并进行调整。这些数据为他今后的登山活动提供了宝贵的参考和依据。

从此以后，李先生每次进行登山活动时都会使用智能呼吸肺监测仪进行自我监测和评估。他深知这款智能设备不仅能够帮助他及时了解自己的呼吸状况，还能在关键时刻为他提供重要的健康保障。

李先生深知登山对肺功能的挑战，所以在完成这次高海拔的登山后，他决定更加积极地改善自己的呼吸健康状况。他回想起智能呼吸肺监测仪提供的数据，特别是那些显示他在高海拔地区呼吸频率加快和呼吸深度变浅的数据，决定采取措施来改善。

于是，他开始了定期的呼吸锻炼。每天早晨，他都会抽出时间进行深呼吸练习，试图增加肺部的通气量和呼吸肌肉的强度。智能呼吸肺监测仪成了他的私人教练，每次锻炼时，他都会记录下呼吸频率和深度的数据，以便及时调整锻炼强度。李先生还开始关注自己的饮食和作息。他了解到，良好的营养和充足的休息对于呼吸健康至关重要。于是，他开始均衡饮食，增加摄入富含维生素和矿物质的食物，同时保证每晚有足够的睡眠时间。

一、医疗设备与呼吸系统疾病

二、医疗设备与心血管疾病

三、医疗设备与乳腺疾病

四、医疗设备与骨科疾病

五、医疗设备与临床麻醉

六、医疗设备与临床护理

七、人工智能与日常生活

在坚持了一段时间的锻炼和调整后，李先生再次挑战了攀登一座高海拔的山峰。这次，他仍带着智能呼吸肺监测仪一同前往。在攀登过程中，他惊喜地发现，自己的呼吸频率和深度都比之前有了明显的改善。即使在高海拔地区，他也能够保持相对平稳的呼吸，不再像之前那样气喘吁吁。

结　语

智能呼吸肺监测仪，如同贴心的健康守护者，时刻守护着我们的呼吸健康。它通过精准监测呼吸频率、呼吸深度、呼吸音和血氧饱和度，让我们对自己的身体状况一目了然。在关键时刻，它更是我们健康的预警系统，及时发现并提醒潜在的呼吸问题。通过数据记录和分析，智能呼吸肺监测仪不仅帮助我们了解过去的呼吸状况，还为未来的健康管理提供有力依据。让我们一起拥抱智能科技，用智能呼吸肺监测仪守护我们的呼吸健康，迈向更加健康、美好的生活！

（孙国贵　张卫红　戈艳蕾　霍永鑫）

一、医疗设备与呼吸系统疾病

二、医疗设备与心血管疾病

三、医疗设备与乳腺疾病

四、医疗设备与骨科疾病

五、医疗设备与临床麻醉

六、医疗设备与临床护理

七、人工智能与日常生活

3 智能护理机器人，大小便无忧愁；自动感应清洁快，生活更自由

　　王爷爷是一位失能老人，由于身体原因，他无法自行处理大小便问题。这让他的家人非常担忧，他们一直在寻找一种能够帮助王爷爷解决这个问题的方法。

　　在一次就医时，王爷爷的家人听说医院引进了大小便智能护理机器人设备（图 27）。这种机器人能够自动感应大小便的排泄情况，并通过真空水汽分离技术进行多级系统处理，实现大小便的自动清

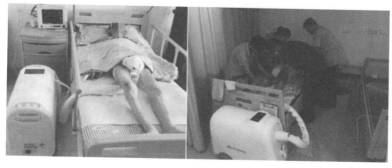

图 27　大小便智能护理机器人

洁与烘干。他们觉得这是一个很好的选择，于是让王爷爷试一试。

当大小便智能护理机器人被送到王爷爷床前，他非常好奇地看着这个新奇的设备。它小巧玲珑，外观简洁，功能却十分强大。首先，工作人员根据王爷爷的身高和体型，调整了机器人与床铺的角度和高度，确保其能够准确地处理排泄物。工作人员通过操作界面启动机器人，并设置清洗频率、清洗强度。为了保护王爷爷的隐私，操作界面还可设置为静音模式。它能够智能地感知王爷爷何时需要排便，并自动进行清洁和处理。同时，它还能根据王爷爷的身体状况调整床垫的硬度和温度，让他感到更加舒适。

起初，王爷爷对这个机器人有些抵触。他觉得让一个机器来帮助自己排便是一件很奇怪的事情。但在使用几次后，他发现了机器人的好处。他排泄完大小便后，只需要轻轻按下按钮，机器人就会自动感应大小便的位置和量，然后通过高压气流进行清洗，清洗完成后，机器人自动进行除臭和烘干，确保患者的床铺整洁、舒适，整个过程非常快速，

一、医疗设备与呼吸系统疾病

二、医疗设备与心血管疾病

三、医疗设备与乳腺疾病

四、医疗设备与骨科疾病

五、医疗设备与临床麻醉

六、医疗设备与临床护理

七、人工智能与日常生活

王爷爷感到非常舒适和满意。

随着时间的推移，王爷爷逐渐习惯了机器人的存在，并发现它不仅仅是一个清洁工具，更是他生活中的好帮手。机器人的自动清洁和烘干功能，不仅解决了他的生理需求，更让他感到身体得到了尊重与关怀。

有一天，王爷爷坐在阳台上晒太阳，他突然感觉肚子有些不适。由于行动不便，他担心自己无法及时到达卫生间。正当他犹豫不决时，他想到了身边的机器人。他轻轻按下了按钮，机器人迅速响应，帮助他完成了清洁工作。

王爷爷感慨万分，他意识到这个机器人不仅仅是一个工具，更是他生活中的伙伴，帮助他解决了许多生活上的难题。除了基本的清洁功能，这款大小便智能护理机器人还具备温度调节功能。机器人可以根据王爷爷的需求，调节坐垫的温度，让他在寒冷的冬天也能感到温暖舒适。此外，机器人还配备了娱乐系统，可以播放王爷爷喜欢的音乐或戏曲，让他在享受清洁服务的同时，也能感受到生活的乐趣。有了机器人的陪伴，他的生活变得更加自在、舒适和有尊严。王爷爷常常感慨地说："这个机器人真是太好了，它不仅帮我解决了生活上的难题，还让我感受到了生活的美好和温暖。"

王爷爷的家人也感到非常欣慰。他们相信，有了这个大小便智能护理机器人，王爷爷的生活将会更加美好和充实。

结　语

大小便智能护理机器人，不仅为失能老人带来了生活上的便利和舒适，更成为家庭中的得力助手。通过自动感应、清洁、烘干以及多种附加功能，机器人解决了老人在大小便处理上的难题，让他们能够享受到更有尊严和舒适的生活。而对失能老人的家属来说，机器人的出现也极大地减轻了他们的负担。不再需要时刻担忧和照顾老人的大小便问题，他们可以更加专注于陪伴老人，提供情感上的支持和关爱。机器人成为家庭中的一个可靠伙伴，让家属们能够有更多的时间和精力去关注老人的其他需求，共同创造一个更加温馨和幸福的家庭环境。

大小便智能护理机器人不仅是失能老人的贴心

守护者，也是家属的得力助手。它用智能科技为老人的生活带来了更多的便利和舒适，同时也让家属们感受到了更多的轻松和安心。随着科技的不断发展，相信未来这类机器人将会在更多的领域得到应用和推广。

（孙国贵　张卫红　戈艳蕾　聂怀勇）

4　织就养老服务"智慧网"，提升老年人幸福指数

在深圳市宝安区虚拟养老院的呼叫监控中心内，数名社区护士正在有条不紊地忙碌着。一块显示"宝安区智慧养老服务平台"的大屏幕映入眼帘。通过大屏可以查看养老服务项目、正在享受养老服务的老年人相关信息。平台上还详细记录了已经注册的老年人基本信息、健康状况、所在家庭位置、护理需求、餐饮偏好等。社区护士介绍说，只要点

一、医疗设备与呼吸系统疾病

二、医疗设备与心血管疾病

三、医疗设备与乳腺疾病

四、医疗设备与骨科疾病

五、医疗设备与临床麻醉

六、医疗设备与临床护理

七、人工智能与日常生活

击平台上智慧关爱一栏，大屏幕上随即显示正在使用相关智能安全监护设备的老年人名片。点开名片，老年人的健康状况等信息都能看到（图28）。

　　虚拟养老院的社区护士小赵说："智能安全监护设备能够实现实时采集老年人的健康数据，实现24小时无间断安全监护。"以智能床垫为例，这款智能设备能监测老年人的心率、呼吸频率等状态，一

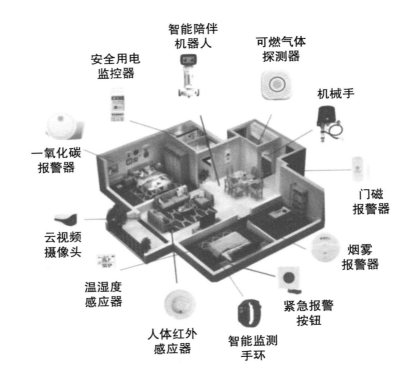

智能陪伴
机器人

安全用电
监控器

可燃气体
探测器

机械手

一氧化碳
报警器

门磁
报警器

云视频
摄像头

烟雾
报警器

温湿度
感应器

紧急报警
按钮

人体红外
感应器

智能监测
手环

一、呼吸系统疾病 医疗设备与

二、心血管疾病 医疗设备与

三、乳腺疾病 医疗设备与

四、骨科疾病 医疗设备与

五、临床麻醉 医疗设备与

六、临床护理 医疗设备与

七、日常生活 人工智能与

旦老年人健康指标出现异常，平台就会提示家属和"虚拟养老院"服务中心，以便开展紧急救援。

虚拟养老院的社区护士小张说："我们为老人家中安装了居家智能设备，包含有红外监测，紧急报警拉绳，睡眠监测等设备。"利用紧急救助、亲情呼叫和全天候监护等功能，我们在后台实时动态掌握老人的生活、健康、安全等状况，实现对独居老人

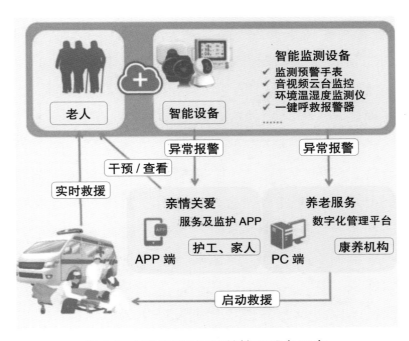

图 28 智能设备与智慧管理服务平台

的全天候"虚拟照料"。如果设备有报警，24小时值班的社区护士，会在第一时间联系老人确认情况，如果联系不上老人，他们会联系老人的紧急联系人、社区志愿者等上门查看老人的情况，确保独居老人独自在家的安全。

正在这时，智慧养老服务平台跳出报警，屏幕上自动弹出了独居老人王爷爷的所在方位，联系电话等信息。值班护士小王立刻拨通了王爷爷的电话。"你好，我感冒了，头痛，嗓子疼，身体不舒服，你们能帮我买些药吗？"依照老人的诉求，社区护士小王迅速准备齐药物，赶赴王爷爷家中查看情况，在确认老人安全后才放心离开。

家住宝安区的赵阿姨拿起手机拨打了"虚拟养老院"的服务电话，"中午请帮我叫一份饭。"无须报上姓名、住址，一会儿，一份冒着热气的盒饭就送到了老人的家中。家常豆腐、鱼香肉丝、菜花炒肉，再加上一份汤，老人对于这份午餐很满意。赵阿姨说："我自己一个人生活，吃饭是最头疼的事，现在不用为吃饭发愁了，每天打个电话预定，工作人员就能送餐上门，很方便。"赵阿姨的老伴儿李伯伯说:"我做了腰椎间盘间隙狭窄手术,目前正处于恢复期,之前去一趟市区医院要1个小时,现在有了智慧服务平台,躺在家就可以接受服务。"

空巢老人夏爷爷,同样也享受到了"虚拟养老院"带来的便利。由于平常子女不在身边,洗澡成为比较困难的事情。85岁的夏爷爷得知了智慧养老平台,通过平台告知工作人员自己需要助浴服务。在老人的家中的卫生间,马桶旁安装着一个圆形按钮,按键下方连着抽绳。当老人在卫生间发生意外时,老人拉动抽绳,呼叫中心就能收到报警,第一时间通过各种方式联系老人。"太感谢你们了!多亏了这些智能设备,我的生活方便多了。这些紧急求助拉绳、红外传感器以及烟感报警器等设备,让我独自在家时,心里踏实多了。"

虚拟养老院的社区工作人员介绍说,不仅仅是求助拉绳,为增强居家养老服务供给能力和水平,宝安区还广泛推广使用智能安全监护设备,例如为有需求的老年人家里安装智能床垫、智能手环、感应器、浸水报警器等,并将这些设备接入"虚拟养老"平台,实现实时采集健康数据及一键呼叫功能,以便为

一、医疗设备与呼吸系统疾病

二、医疗设备与心血管疾病

三、医疗设备与乳腺疾病

四、医疗设备与骨科疾病

五、医疗设备与临床麻醉

六、医疗设备与临床护理

七、人工智能与日常生活

老年人及时提供服务。虚拟养老院还开设了老年智慧课堂，工作人员通过手把手教老年人使用智能手机等方式，帮助老年人解决不会使用手机的问题。

智能呼叫玲、紧急救助拉绳、智能床垫，只需一键预约便可以享受上门护理的手机小程序。随着科技的不断发展，越来越多的智能产品被广泛应用于老年人生活，为老年人提供了更加便捷、舒适的生活方式，让老年人享受到了"数字化"带来的个性服务。

结　语

充分运用互联网技术，用新技术赋能传统服务，为老年人提供更加便捷、高效、个性化的养老服务，通过智能化的设备和系统以降低人力和物资成本，提高养老服务的效率和质量。推动智慧养老服务从"有"到"优"，助力老年人融入数字时代，满足老年人多样化、多层次的养老服务需求。全面提升每一位老年人的养老幸福指数，真正实现老有所养，老有所依。

（孙国贵　张卫红　戈艳蕾　赵雅宁）

七／人工智能与日常生活

随着人工智能技术的飞速发展，医学人工智能已逐渐进入了大众视野，体现在很多疾病的预防、监测、治疗和药物研发等工作中。人工智能在院外医疗护理领域的应用是现代科学技术与人类院外医疗护理需求相适应的结果，其任务是研究与开发人体功能评估、训练、代偿所需的各种设施，其所涉及的是人体的各项生理功能，包括运动功能、视听功能、呼吸功能、吞咽功能、交流功能及日常生活活动能力和心理健康等，随着科学技术的发展和人类对日常医疗需求的增加，其研究领域也在不断地扩展。随着全球老龄化程度不断加深，各国对社会养老、医养结合和预防保健的需求明显增加，人工智能在院外医疗医学方面的研究得到越来越多的关注。智能康复融合了康复医学、神经科学、计算机科学、工程学、心理学等多个学科，将工程与医学紧密结合，加强了工程技术在临床上的应用。

一、医疗设备与呼吸系统疾病

二、医疗设备与心血管疾病

三、医疗设备与乳腺疾病

四、医疗设备与骨科疾病

五、医疗设备与临床麻醉

六、医疗设备与临床护理

七、人工智能与日常生活

案例背景

随着人工智能技术的不断进步，其在糖尿病管理、体温监测、康复医疗等领域的应用正日益引起人们的关注。在糖尿病管理方面，人工智能技术可以实现更精准的血糖监测，发现患者的血糖波动模式和趋势，提前预警可能出现的高血糖或低血糖事件，并个性化地制订治疗方案，帮助患者更好地控制血糖水平。在体温监测方面，人工智能技术能够实现对大规模人群的实时体温监测和分析，从而快速筛查出潜在的疾病患者，帮助医务人员更准确地诊断疾病类型和严重程度，提前进行预警和干预，有助于减缓疾病传播速度，保障公共健康安全。在康复医疗领域，随着全球老龄化现象的加剧，许多老年人面临着多种慢性疾病的挑战，康复训练器可以辅助老年人进行长期的居家康复训练，智能药物分配器通过帮助老年人及其家属及时掌握用药动态，减少因用药不当引发的健康风险，改善整体健康状况。

1 人工智能与血糖监测

患者刘某，男性，49 岁，正处于事业的顶峰时期，工作废寝忘食，熬夜加班是家常便饭，一心扑在自己创办的软件公司上。程序员出身的他很能吃苦，天天写代码。长期用电脑伏案工作，在工作压力的逼迫下，也开始出现了"压力肥、高血压、高血脂"等情况。其妻子看着刘某辛劳工作，很是心疼，为丈夫买了一个智能监测手环（图 29）来监测血压情况，并经常叮嘱刘某按时服用降压药物。但刘某事业心非常强，他并不在意这个手环的监测情

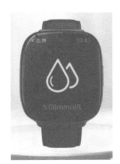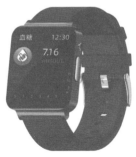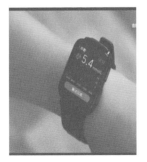

图 29　智能监测手环

一、医疗设备与呼吸系统疾病

二、医疗设备与心血管疾病

三、医疗设备与乳腺疾病

四、医疗设备与骨科疾病

五、医疗设备与临床麻醉

六、医疗设备与临床护理

七、人工智能与日常生活

况，只当成一块很普通的手表。

一天夜晚天特别冷，刘某出现了频繁咳嗽、咳痰，而且开始发热，甚至感觉周身发冷，浑身哆嗦起来，咳得他自觉胸疼，呼吸有些急促，但他依然没有重视。直到妻子发现怎么手环监测的血压86/52mmHg，比平时低很多。而此时刘某已经自觉喘气费力，有些上气不接下气的感觉，口唇有些发紫，吓得妻子惊慌失措，用颤抖的手拨打了120急救电话。急救车疾驰而来，当医生和护士赶到的时候，刘某已经不能平卧，呼吸频率非常快，一摸额头都烫手。只听护士急忙说："患者高热、寒战，口唇发绀，监测血压偏低，赶紧建立静脉通路，快吸上氧气！"接下来护士、医生一顿忙活，火速将刘某转运到急诊科。

由于刘某呼吸急促，监测末梢血氧饱和度只有80%，急诊科医生紧急叫来床旁胸片检查，片子结果当时就吓坏了急诊医生，"怎么这么年轻，左肺全白了呢？"医生也很疑惑。紧接着，医生为患者进行了胸部超声检查，发现左侧胸腔大量积液，左肺被挤压，造成左肺不张，所以患者呼吸困难，躺不下。为了解决刘某呼吸困难的问题，急诊医生当机立断，找刘某妻子，说："患者现在左侧胸腔大量积液，必须穿刺引流，让肺膨起来，不然患者缺氧会更严重！"妻子已经被吓得不知如何是好，紧握着医生的手，不停地说："医生，求您快救救他吧，就按照您说的治！越快越好！"

医生在超声引导下熟练、快速地完成了胸腔穿刺引流，当见到胸腔积液的那一刻，全场被惊呆了，竟然是浑浊的脓性胸腔积液。这满满的胸腔充满了脓液，患者能不高热吗！随着胸腔积液的引流，刘某血氧饱和度逐渐好转起来，血压在升压药物的维持下也渐渐稳定，这时，医生又叫到刘某妻子，对她说："患者需要转到 ICU 进行监护治疗。"妻子有些疑惑道："只是发热、咳嗽，需要住 ICU？"医生说道："患者都休克、呼吸衰竭了！必须住 ICU！"

患者转到 ICU 后，医生了解病史，得知患者既往有高血压病史，平时血压监测并没重视。但让医生不解的是，49 岁，没有免疫缺陷疾病，平素也没有服用免疫抑制剂等特殊病史，怎么可能发生脓胸呢？再仔细追问妻子，刘某平时不仅不爱运动，长期伏案工作，而且长期爱喝可乐、奶茶，导致年纪轻轻，牙都掉得差不多了。护士还在问："为啥这么年轻都戴义齿了呢？"此时，另一位护士说："血糖33.3mmol/L！"医生恍然大悟道："高血糖、牙齿脱落，都是大量喝可乐、奶茶惹的祸！就连脓胸也是！这种患者免疫力低下，容易感染！"

糖化血红蛋白检测结果，再一次证实了刘某平时的血糖肯定是高的。这种高血糖状态导致免疫力受到重创，发生重症感染。事出反常必有妖！当医生把病因告诉妻子时，妻子突然想起丈夫手腕上的智能手环不是也能监测血糖吗？但，不管是刘某，还是妻子都没有注意过血糖监测，这款手环的智能功能完全被忽视了。

结　语

人工智能可以辅助医疗人员进行糖尿病的筛查和早期诊断。通过对大规模的医疗数据进行分析，人工智能可以识别潜在的糖尿病风险因素和预测指标，帮助医疗机构进行高效的筛查工作，及时发现风险并进行干预和治疗，从而减少糖尿病的发病率

一、医疗设备与呼吸系统疾病

二、医疗设备与心血管疾病

三、医疗设备与乳腺疾病

四、医疗设备与骨科疾病

五、医疗设备与临床麻醉

六、医疗设备与临床护理

七、人工智能与日常生活

和并发症的发生。

随着人工智能进入大众视野，许多人均用它来监测自身的身体状况，但是还需充分利用其功能使其最优化，此外，还需要对监测的异常指标引起重视，及时就医诊治，以免发生刘某那样的情况。

（孙国贵　张卫红　白　静　陈伟彬）

2 人工智能与体温监测

王大伯，今年已经72岁高龄了，自从老伴过世后，自己独自生活，而且很喜欢自由自在，不喜欢给女儿添麻烦。但是女儿总是不放心老爸，因为老爸患有高血压、冠心病、糖尿病，平时也是口服多种慢性病的药物。为了更好地监测血压、血糖，女儿给王大伯买了一款智能手环（图30），可以监测血压、心率、血糖、体温、血氧饱和度等。

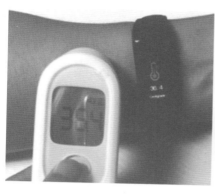
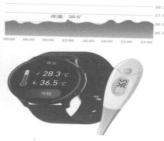

图 30　智能手环监测体温

　　夏天到了，王大伯仍保持着遛弯的习惯，每天上午一趟，下午一趟，边遛弯，边手里摇晃着自己心爱的鸟笼子。小鸟唱着歌，大伯哼着曲儿，心情可好了。收音机里广播的天气预报提醒广大听众，最近多地出现高温天气，大家一定要注意防暑降温。新闻也播报了，近日一导游在颐和园带团游览时中暑，经抢救无效死亡；在深圳 12 天内 2 人死亡，60 人被"烤"晕；在温州一家三甲医院，9 天接诊中暑患者 8 例，其中 55 ~ 81 岁患者 7 人，以老年人居多，而且死亡率极高。王大伯光哼曲儿、遛鸟了，根本没听到广播里播报的情况。大伯回到家里，

一、
医疗设备与
呼吸系统疾病

二、
医疗设备与
心血管疾病

三、
医疗设备与
乳腺疾病

四、
医疗设备与
骨科疾病

五、
医疗设备与
临床麻醉

六、
医疗设备与
临床护理

七、
人工智能与
日常生活

已是满头大汗，湿透了背心。由于年岁大了，听力减退，手环里的体温高温报警，大伯也根本没听见。

下午遛弯回来，屋里温度也是比较高，王大伯年轻时过惯了苦日子，勤俭节约的习惯一直伴随着他，舍不得开空调，就连电风扇也没开。王大伯感觉有点头晕，觉得有些累，就躺下了，想睡一会儿。可没承想，这一觉睡到很晚，已经晚上十一点多了，王大伯一直没有醒来，女儿打电话见没人接听，担心得不得了，连夜开车赶回家。推开门，王大伯躺在床上，怎么喊也喊不醒。而且房间里很热，女儿瞬间想起最近多家媒体有关中暑的报道，马上打开空调，同时拨打 120 急救电话。王大伯被送至急诊科后，医生为他进行了详细的检查，确诊大伯是"重度中暑"，马上收住 ICU 进行监护治疗。

ICU 医生为家属进行了科普教育（图 31），强调大家一定重视，重度中暑可不是开玩笑的！那具体什么是中暑呢？中暑是高温环境下，机体因热平衡或水盐代谢紊乱等引发的一种以中枢神经系统或心血管系统障碍为主要表现的急性疾病。当长时间处于高温下，人体产热和散热失去平衡，导致体

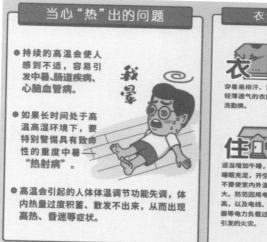

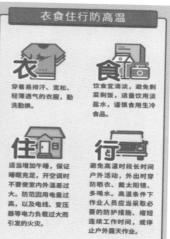

环境温度对人体的影响

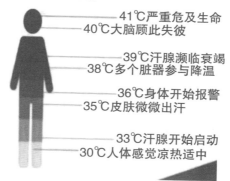

41℃严重危及生命
40℃大脑顾此失彼

39℃汗腺濒临衰竭
38℃多个脏器参与降温

36℃身体开始报警
35℃皮肤微微出汗

33℃汗腺开始启动
30℃人体感觉凉热适中

图 31　高温的危害及注意情况

一、呼吸系统疾病与医疗设备

二、心血管疾病与医疗设备

三、乳腺疾病与医疗设备

四、骨科疾病与医疗设备

五、临床麻醉与医疗设备

六、临床护理与医疗设备

七、人工智能与日常生活

温调节障碍，汗腺功能衰竭，就会中暑。中暑分为先兆中暑、轻度中暑、重度中暑。而重度中暑包括热痉挛、热衰竭、热射病三种类型，严重的可导致死亡。热射病对人的生命危害最大，这个时候，人体就像个大蒸炉，大脑、心脏、肺脏、肾脏等脏器功能受到高温的严重影响。热射病的死亡率超过50%，其典型症状就是体温超过40℃。热射病又可分为劳力型热射病和非劳力型热射病

当发现有人中暑了，该怎么处理呢？①先将患者移到通风阴凉的地方；②降温，可用冷水进行全身擦浴，用电风扇吹风，或空调降温，加速散热；③及时补液，当患者有意识时，可喂一些清凉饮料，如运动饮料，但千万不可急于补充大量水分，否则可引起恶心、呕吐；④评估患者意识，若呼叫都没有反应，呼吸、心跳停止，应及时拨打120呼救，并立即实施心肺复苏，送往医院。

那如何判断中暑严不严重呢？如果患者有胸闷、憋气、出大汗、乏力、头晕症状时，意味着已经是先兆中暑了，应立即脱离高温环境，给予降温；当患者体温升高，伴有意识状态改变时，或有脱水症

一、医疗设备与呼吸系统疾病

二、医疗设备与心血管疾病

三、医疗设备与乳腺疾病

四、医疗设备与骨科疾病

五、医疗设备与临床麻醉

六、医疗设备与临床护理

七、人工智能与日常生活

状，如意识淡漠、呕吐、腹泻等，就是重度中暑，应该赶紧送往医院救治。但热射病重在预防。尽量避免在高温环境下从事体力劳动，如工作需要必须进行，也要做好防护措施；进行体育锻炼的人，应该尽量避开中午、午后这些暴晒时段锻炼；注意多喝水，保证充足的睡眠。

此时，王大伯女儿突然想起，老爸的智能手环不是有体温监测吗？她立即查找监测记录，的确有体温超标报警记录，但王大伯耳背，那个报警声根本就没听见；再者，后来王大伯意识不清了，这报警也就没意义了。女儿意识到了这一点，把报警音量调整到了最大，希望他以后能听到。

结　语

体温监测是医疗保健领域中至关重要的一环，而人工智能技术的应用为体温监测带来了新的可能性和优势。通过智能算法对体温数据进行实时监测和分析，可以及时发现异常情况并进行预警，为疾病的早期筛查和干预提供了重要支持。

随着人工智能技术的不断发展和应用，体温监测将会进一步实现个性化、精准化，为个体健康管理提供更为有效的手段和方案。因此，将人工智能与体温监测相结合，不仅有助于保障公共健康安全，也为个体健康提供了更加全面和便捷的保障。但需注意的一点是，不要让人工智能成为摆设，要充分发挥其能动性，更好地服务于人类，规避一些可控风险，减少悲剧发生。

（孙国贵　张卫红　戈艳蕾　陈前程　高　鹏）

3　康复医疗器械

患者张某，男性，60 岁，因突发右侧肢体无力伴言语不清，于一周前被紧急送往医院。经检查诊断为左侧大脑中动脉闭塞导致的脑卒中，遗留下肢中度功能障碍，无法独立行走，日常生活自理能力严重受损。入院后，张某接受了紧急的溶栓治疗和后续的药物治疗，病情逐渐稳定。在张某病情稳定

一、医疗设备与呼吸系统疾病

二、医疗设备与心血管疾病

三、医疗设备与乳腺疾病

四、医疗设备与骨科疾病

五、医疗设备与临床麻醉

六、医疗设备与临床护理

七、人工智能与日常生活

后，市中西医结合医院疼痛科康复组的专家团队对其进行了全面的康复评估。评估结果显示，张某的Brunnstrom运动分期为下肢Ⅲ期，Holden步行功能分级为2级，Barthel指数为50分，表明其下肢功能严重受限，步行和日常生活能力均受到严重影响。基于评估结果，康复团队为张某制订了个性化的康复计划，决定引入motomed下肢智能训练器（图32）进行下肢功能康复训练。该训练器结合了人工智能和机器人技术，能够自动评估患者的关节活动度、肌力等，并根据评估结果生成个性化的康复治疗方案。张某的康复训练从第4天开始。起初，由于下肢肌肉力量较弱，他主要进行被动和助力训

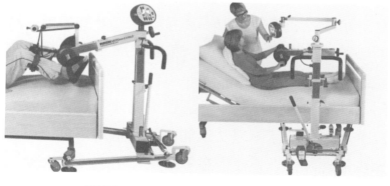

图32　motomed下肢智能训练器

练。在训练过程中，张某将患侧下肢与 motomed 下肢智能训练器的机械臂连接。训练器根据患者的关节活动度和肌力水平，自动调整训练强度和速度，进行被动屈伸运动。同时，训练器通过屏幕反馈系统实时显示训练过程中的关节活动度和肌力变化，帮助患者和康复师了解训练进展。

在每次训练开始前，康复师会根据训练器的电子评估报告，结合患者的具体情况，对康复方案进行微调。训练过程中，张某逐渐感受到下肢肌肉的轻微收缩和放松，虽然仍需要机器的辅助，但已经开始有了主动参与的感觉。经过一周的被动与助力训练，张某的下肢肌肉力量有了明显提升。康复团队决定进入第二阶段，即主动训练与抗阻训练。在这一阶段，训练器会根据患者的肌力恢复情况，逐渐增加训练的阻力和难度，鼓励患者主动进行下肢屈伸运动。

张某在训练过程中，通过虚拟现实设备体验了打乒乓球、投篮等趣味运动。这些游戏不仅增加了训练的趣味性，还使他在不知不觉中完成了大量的下肢运动训练。同时，训练器通过屏幕反馈系统实

一、医疗设备与呼吸系统疾病

二、医疗设备与心血管疾病

三、医疗设备与乳腺疾病

四、医疗设备与骨科疾病

五、医疗设备与临床麻醉

六、医疗设备与临床护理

七、人工智能与日常生活

时显示患者的运动轨迹和力量输出情况，帮助患者更好地掌握正确的运动姿势和发力方式。经过两周的主动训练与抗阻训练，张某的下肢功能得到了显著改善。他开始进行更加综合的训练，包括坐位平衡训练、站位训练以及步行能力恢复训练。在这一阶段，康复团队引入了膝踝足矫形器（KAFO）进行辅助步行训练。张某首次使用KAFO进行步行训练时，虽然步伐略显蹒跚，但在治疗师的辅助下，他成功地步行了30米。随着训练的深入，张某逐渐适应了KAFO的使用，步行能力得到了进一步提升。他能够在没有辅助的情况下，短距离内独立行走几步。

经过一个月的康复训练，张某的Brunnstrom运动分期提升至下肢V期，Holden步行功能分级提升至3级，Barthel指数提升至75分。他能够独立完成部分日常生活活动，如穿衣、吃饭等，并能在短距离内独立行走。康复团队对张某的康复成果表示满意，并制订了后续的康复计划。他们建议张某继续在家中进行康复训练，并定期回医院复查和接受指导。同时，他们还向张某传授了一些家庭康复的方法和技巧，帮助他在家中也能保持有效的康复训练。

结　语

目前康复机器人在辅助评估、训练方面具有能够提供持续、高强度、可重复治疗的潜力，在脊髓损伤、卒中、创伤性脑损伤、截肢、慢性疼痛、运动损伤等疾病的康复治疗中表现出显著优势，临床康复的有效性已得到充分验证，具有重要的实用价值。随着人工智能在控制领域日趋成熟，其在康复医学领域有着很大的发展潜力和广阔的应用空间。相信未来随着智能康复机器人、康复信息化、大数据及虚拟现实等技术的不断完善，在进一步和康复需求的融合下，智能康复医疗将迎来其更快速的发展，为老年失能人员、慢性病康复患者、残障人士带去更好的幸福生活期盼。

（孙国贵　张卫红　赵雅宁　白　静）

一、医疗设备与呼吸系统疾病

二、医疗设备与心血管疾病

三、医疗设备与乳腺疾病

四、医疗设备与骨科疾病

五、医疗设备与临床麻醉

六、医疗设备与临床护理

七、人工智能与日常生活

4 智能药物分配器

李阿姨是一位 70 多岁的退休教师，生活在一个宁静的小区里。她的生活一直很规律，直到几年前被诊断出高血压和糖尿病。医生为她开了一系列药物，要求每天按时服用。然而，随着时间的推移，李阿姨发现自己越来越难以记住何时该服用哪种药物。尽管她尝试使用纸质药物记录本，但总是因为忙碌或分心而忘记。一天，李阿姨的女儿小玲来看望她。小玲是一名医生，看到母亲面临的药物管理困难，决定为她购买一个智能药物分配器（图 33 ）。这种设备可以自动分配药物，并且可以通过手机应用进行管理，提醒用户按时服药。

"妈，这个设备会提醒你吃药，还能记录你服药的情况。这样你就不会忘记了！" 小玲兴奋地对李阿姨说。

李阿姨虽然有些怀疑，但还是接受了女儿的好意。小玲帮助她设置了设备，输入了所有的药物信息，并教她如何使用手机应用。设备的界面友好，

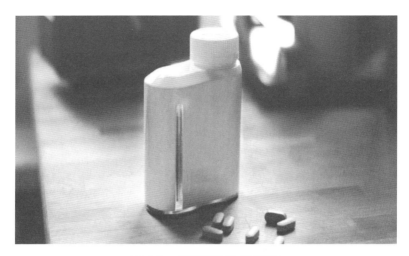

图 33　智能药物分配器

操作简单，李阿姨很快就掌握了使用方法。从那天起，李阿姨的生活发生了变化。智能药物分配器每天定时发出温柔的提醒声，指示她何时该服用药物。每当她打开药物分配器，看到里面整齐排列的药丸，心里都会感到一阵安心。设备不仅提醒她服药，还记录了每次服药的时间，让她和小玲都能清楚地了解她的用药情况。

　　几周后，李阿姨感到身体状况逐渐改善，血压和血糖的控制也变得更加稳定。她开始重新参与社

一、医疗设备与呼吸系统疾病

二、医疗设备与心血管疾病

三、医疗设备与乳腺疾病

四、医疗设备与骨科疾病

五、医疗设备与临床麻醉

六、医疗设备与临床护理

七、人工智能与日常生活

区活动，和邻居们一起打麻将、下棋，甚至参加了老年合唱团。智能药物分配器让她不再担心忘记服药的问题，生活也因此变得更加充实。然而，李阿姨并不只是依赖智能药物分配器。她开始主动学习有关健康的知识，关注饮食和锻炼。每当她看到设备上的服药记录时，都会提醒自己要保持健康的生活方式。她开始每天晨练，步行到附近的公园，享受阳光和新鲜空气。有一天，李阿姨在公园遇到了一位同龄的邻居王奶奶。王奶奶也有类似的健康问题，但她并没有使用智能药物分配器。李阿姨主动向她介绍了自己的经历和智能药物分配器的好处。王奶奶听后，眼中闪烁着光芒，表示也想试试这种新设备。又过了几周，王奶奶也开始使用智能药物分配器，李阿姨很高兴能帮助到朋友。两位老人开始一起分享用药的经验，互相鼓励，成为了更好的朋友。她们还一起参加了社区的健康讲座，学习如何更好地管理自己的健康。

随着时间的推移，李阿姨的身体状况进一步改善，她的心态也变得更加积极。她不仅关注自己的健康，还开始关心周围的人。她主动参与社区的志愿活动，帮助那些面临健康挑战的邻居们。

小玲看到母亲的变化，感到十分欣慰。她知道，智能药物分配器不仅仅是一个设备，更是李阿姨生活中的一部分，帮助她重新找回了对生活的热情和希望。

结　语

智能药物分配器在现代医疗健康管理中具有重要的价值。随着科技的不断进步，智能药物分配器将会在未来的医疗健康管理中发挥更加重要的作用。智能药物分配器的出现，为老年患者带来了前所未有的体验：首先，提高了服药依从性。通过定时提醒和自动分配药物，患者不再担心忘记服药或服用错误的药物。这种可靠性使他们能够更好地遵循医生的治疗计划，从而提高了健康管理的效果。其次，减轻了心理负担。许多患者尤其是老年人，常常因记忆力减退而感到焦虑。智能药物分配器的使用使他们能够更加安心，专注于生活中的其他事情，而不必时时刻刻担心服药问题。此外，促进了社交与活动参与。随着用药管理的简化，患者能够更轻松地参与社交活动或日常生活，这种积极的生活方式有助于增强他们的心理健康和生活质量。最后，增强了家庭的支持。智能药物分配器通常支持远程监控功能，使得家属可以随时了解患者的用药情况。这种透明度不仅增强了家庭成员之间的沟通，也使患者感受到更多的关心和支持。

　　总之，智能药物分配器通过提高用药安全性、减轻心理负担、促进社交活动和增强家庭支持，显著改善了患者的生活质量。

（孙国贵　张卫红　戈艳蕾　赵雅宁）

一、医疗设备与呼吸系统疾病

二、医疗设备与心血管疾病

三、医疗设备与乳腺疾病

四、医疗设备与骨科疾病

五、医疗设备与临床麻醉

六、医疗设备与临床护理

七、人工智能与日常生活